依赖症，再见！

FACING CODEPENDENCE

What It Is,
Where It Comes from,
How It Sabotages
Our Lives

皮亚·梅洛蒂
Pia Mellody

安德烈亚·威尔斯·米勒
[美] Andrea Wells Miller 著

J. 基思·米勒
J. Keith Miller

常邵辰 译

机械工业出版社
CHINA MACHINE PRESS

图书在版编目（CIP）数据

依赖症，再见！/（美）皮亚·梅洛蒂（Pia Mellody），（美）安德烈亚·威尔斯·米勒
（Andrea Wells Miller），（美）J. 基思·米勒（J. Keith Miller）著；常邵辰译 . —北京：机械
工业出版社，2019.11（2024.3 重印）
书名原文：Facing Codependence: What It Is, Where It Comes from, How It Sabotages
　　　　Our Lives

ISBN 978-7-111-64001-1

I. 依… II. ① 皮… ② 安… ③ J… ④ 常… III. 心理健康－研究 IV. R395.6

中国版本图书馆 CIP 数据核字（2019）第 226455 号

北京市版权局著作权合同登记　图字：01-2019-1806 号。

依赖症，再见！

出版发行：机械工业出版社（北京市西城区百万庄大街 22 号　邮政编码：100037）
责任编辑：彭　箫
责任校对：李秋荣
印　　刷：北京虎彩文化传播有限公司
版　　次：2024 年 3 月第 1 版第 3 次印刷
开　　本：147mm×210mm　1/32
印　　张：8.75
书　　号：ISBN 978-7-111-64001-1
定　　价：49.00 元

客服电话：（010）88361066　88379833　68326294

目录

我很高兴有机会为你们推荐这本修订版的《依赖症，再见！》。经过第1版出版后13年临床经验的积累，我更加确信在第1版中所提出的理论是正确的。我对几个关键课题的理解有了很大的变化，这让我对共依赖的成因和治疗有了新的见解。我的另一本书《亲密元素》（*The Intimacy Factor*）的出版，也为这本新版的《依赖症，再见！》的面市创造了很好的契机。

　　《依赖症，再见！》这本书的核心是对一种现象的观察，而这种现象是，带有虐待性质的育儿方式会导致孩子感受到令人痛苦的羞耻感、不足感或自大感，而如果这一现象被长期忽视而得不到处理，这些心理上的伤口会一直延续到成年，并且这种虐待性质的育儿方式被不明智地使用到下一代人孩子身上的可能性会很高。当成年共依赖者生活中的某件事，搅动起他们最初创伤的潜意识记忆时，他们会再一次体会到童年的羞耻感或优越感，并以一种不成熟且功能失调的方式对当下的这件事做出回应。

在过去几年中，我确确实实地注意到所有的创伤都源自于"剥夺人的力量感"或"错误地给予人力量感"这两种虐待。在这本新版的《依赖症，再见！》中，我对这两个名称做了进一步解释。我希望读者能够更清楚地看到虐待孩子的父母其实做的就是这两件事。他们可能会对孩子进行羞辱直到孩子哑口无言，而父母这样做是为了减轻感受到的来自外界的压力。这种内化的羞辱会悄无声息地夺走孩子的力量感。父母也可能让孩子长期扮演成年人的角色，在这种角色中，孩子被期待去完成那些本该由大人负责的事情；若没能像大人一样做好这些事情，孩子会感到羞耻；而安排孩子去扮演这些角色，会带给孩子一种自大感。这两者都起着同样的作用：孩子失去了与他真实自我的连接。

第二个在第 1 版书中提到的关键概念是羞耻感——特别是"背负于心的羞耻感"。由这种"背负于心的羞耻感"所释放出的不恰当的情绪能量，会让经历创伤的孩子长期觉得自己是没有价值的，而这会一直持续到成年。

我一直想强调的是"好的"或恰当的羞耻感和"背负于心中的羞耻感"并不是一回事。当犯了错且被其他人看到时，我们会体会到一种恰当的羞耻感，例如我们会忘记某人的名字，会撒谎然后被戳穿，或在公共场合放屁。这种意识在提醒着我们，我们是不完美的，我们不是神。我们并不喜欢这种羞耻感，但是我们会把它抛在脑后，且不会受其影响。那是一个带有治愈性的提示，提醒我们和所有人一样，都是不完美的人。

"背负于心的羞耻感"就是另一回事了。它并非来自我们自己犯的错误，而是由抚养者带有虐待性质的行为内化而成，所以这种羞耻感是不适宜的。"背负于心的羞耻感"是于当下重新去体验曾经的创伤。它侵犯了我们的内在价值感，恶化了边界感的缺失，让我们没有缘由地感到自己毫无价值。当抚养者不带羞耻心地与一个孩子互动而不自知，且常常用愤怒掩饰自己可耻的虐待行为时，抚养者身上会散发出一种"背负于心的羞耻感"的能量。这种从父母身上分离出来的羞耻感会散播在周遭，被孩子吸收并一直背负在身上。于是孩子会一直生活在无价值感的状态中。他会觉得这种羞耻感是自己的，而并不会意识到其实它是属于抚养者的。孩子长大成人后，这种"背负于心的羞耻感"还会一直困扰着自己的生活，他不断地尝试与他人建立良好的关系，得到的却是痛苦与失败。"背负于心的羞耻感"所引发的悲剧在于，其所带来的痛苦会让被虐待的人毫无意识地重复对他人的羞辱和虐待，并试图以此减轻自己的痛苦。

第三个在新版《依赖症，再见！》中改进的概念，描述的是困扰许许多多共依赖者的一种怨恨感。我的假设是这种形式的怨恨源于内在边界感功能的失效。在这种情况下，人会（错误地）相信他的边界感受到了侵犯，而体会到怨恨或"受害者的愤怒"。当学会了如何让我们的边界感健康地运转后，我们只会相信那些关于自己的真实的信息，我们便不会成为受害者了。当明确地知道关于自己的事实时，我们便不会再将自己的情绪归咎于他人了。

在过去的 13 年中，边界感这个概念成了治疗共依赖的一个核心工具。我由衷地希望读者关注在新版《依赖症，再见！》中与如何习得边界感有关的内容。发展出健康的边界感不仅会让我们的生活越来越好，还会让我们面对挑战时充满力量和信念。

皮亚·梅洛蒂

亚利桑那州威肯堡市，2002 年

　　有些人的情绪，如羞耻、恐惧和愤怒，会特别强烈，而他们几乎总是处于一种焦虑的情绪状态，看起来毫无理智、不正常或像疯了一样。这样的人觉得他们要让身边的人快乐，而若做不到的话，他们多多少少会觉得自己有些不如别人。

　　他们常常会发现自己对周遭反应过度，对一个不是很大的事表现出比较过度的情绪。例如，当一个吓人的事情发生时，他们会觉得恐慌和异常焦虑，而不是正常的恐惧。这种情绪的侵袭常常发生得"毫无缘由"。当在生活中遇到一些不大不小的挫折时，他们可能会深深地陷入绝望、无助，或有自杀的想法或行为。一个只会让大多数人生气的事情，可能会让这些人怒发冲冠。在这些极端的情绪状态中，他们常常会想，"他为什么会这样对我""他知道我这样有多痛苦吗",但这些情绪的爆发是自己控制不了的,这也让他们很困惑。

生活中不那么大的事情常常会触发这些强烈的情绪,比如伴侣在去看什么电影或去哪儿旅游方面有不同的意见。面试失败而没有被录取也可能触发绝望或暴怒的情绪,一位好友搬家可能会让人极度地悲伤,邻居家的狗踩坏了花圃也会让人勃然大怒。上述任何一件事都会引发不适度的情绪——从强烈的爆发式情绪,到寡淡的甜蜜,以及没有丝毫情绪的表达。但这两个不受控制的情绪极端,都会破坏这些人的生活与人际关系。

已经有大量的研究证明,被压抑的或爆发式的情绪对身体带来的压力,与躯体疾病,如高血压、心脏病、关节炎、头痛、癌症等都有联系。共依赖中的情绪因素对我们的身体健康和人际关系都有破坏性作用。

但是这些男男女女似乎相信,只有把万事做到完美或尽力讨好身边的人,才能将那些暴君式的、剧烈的、失控的和不理智的情绪平复下去。他们一直幻想着,如果自己能再"做得好一点"或获得重要人物的肯定,那些坏的感受(有时是非常强烈的)就能被平息。带着这种无意识的态度,那些重要人物的认可便成了他们幸福的负责人。当试图去取悦的人没有感恩图报且没给予肯定时,被情绪奴役的他们会暴怒起来,但是来自于重要人物的认可太重要了,因此这些暴怒会被压抑下去。虽然暴怒没有直接地表现出来,但它们却会以讽刺、遗忘、带有敌意的玩笑或其他被动攻击的形式表现出来。

他们常常会表现得很温和且友善。但是相处久了，我们会发现，他们有一种强烈地控制身边的人给予自己认可的需求，而他们觉得自己需要来自他人的认可来压抑过于强烈的情绪。从长远来看，这是白费力气的，因为没有人能帮他们消除那些强烈的情绪。他们也许会因此愈发绝望起来。

相比之下，其他一些有过类似经历的人却处于完全不同的情况。在他们身上，正常的人类情绪被压抑至最小，他们几乎体验不到任何情绪——没有恐惧，没有痛苦，没有愤怒，没有羞耻，当然也体会不到快乐和愉悦，更没有满足感。他们麻木地拖着自己，浑噩度日。

实际上，治疗中心的治疗师是在酗酒者和吸毒者的家人身上发现这两类症状的。这些家庭成员似乎都在与已成为家中焦点的成瘾者的关系中，被强烈的羞耻感、恐惧感、愤怒、痛苦所困扰着。但是，他们常常无法以健康的方式将这些情绪表达出来，而妨碍他们的正是去取悦并照顾成瘾者的强烈欲望。

表面上他们在努力让成瘾者戒掉酒瘾或毒瘾，但在家人与成瘾者的关系中，也存在着一些常见的不理性因素。大多数成瘾者的家人都会有一个虚幻的愿望，那便是只要他们自己能够以一种"完美"的方式"理解"并"帮助"成瘾者，成瘾者便会把瘾戒掉——而他们自己，也就是成瘾者的家人，便会从可怕的羞耻、痛苦、恐惧和愤怒中解脱出来。

但是这从来都没有奏效过。甚至当成瘾者成功将瘾戒掉后，家人反而常常会延续一种不健康的关系，表现出对戒瘾者健康清醒状态的怨恨。有时候，他们会去破坏戒瘾的成果。这就好像是家人需要成瘾者继续挣扎在成瘾的症状中并依赖他们，这样一来，他们过分的负面的情绪便有了一个解释。

从某种角度来说，成瘾者直接或间接地用自私的行为虐待着家人。有时成瘾者的家人也会在身体、性或情绪上做出虐待行为，以致任何正常人都想离开这段关系，而这和家人与成瘾者关系中第二个不理性的因素有关：在与成瘾者的关系中，他们没有选择离开，并且看起来陷入了一种共同的疾病中。

尽管关系中存在虐待行为，尽管酗酒者无视酒精可能带来的可怕后果，家人依然会留在这样的关系中。所以显而易见的是，酗酒者需要依赖酒精来应付自己强烈的情绪，而他的家人也以一种病态的、类似成瘾的方式依赖于成瘾者。换句话说，酗酒者和共依赖者在尝试解决同一疾病的同一基本症状——成瘾者对酒精和毒品的瘾，以及共依赖者对关系的瘾。

这种对于成瘾者的依赖让治疗师意识到，一种令人痛苦的、对人造成伤害的心理疾病在作祟，而咨询师们随后发现，这种疾病也在美国无数不被成瘾问题困扰的家庭中存在着。

我们认为这些痛苦的人在被一种叫共依赖的疾病所折磨，而只有少数的人知道如何去改善上面所描述的那些折磨人的情况。然而处于共依赖中的人常常会陷入绝望或丧命其中，而在死亡证明书上，这种疾病的名字从不会被提起；而受害者的故事会提及的是绝望、自杀、"事故"、心血管疾病，与自我忽视、压力和被压抑的愤怒相关的致命疾病，以及与之相伴的抑郁。

外人很难将这种疾病辨认出来，因为被共依赖所折磨的人用成功与胜任作为自己的伪装，去赢得对他们来说至关重要的认可。但是他们犹如这些看起来毫无理由的却又难以压抑的情绪的奴隶，注定会面对一个接一个的挫折，以及羞耻感、痛苦、恐惧和被压抑的愤怒这些强烈的情绪。

实际上，许多努力从这些强烈情绪中逃脱的人，都找到了化学物品⊖去使自己麻木。他们几乎注定会成为酗酒者或其他成瘾者。我们认为，共依赖是成瘾现象的内在原因。当酗酒者或其他成瘾者摆脱了令人上瘾的化学物品或行为后，他们所面对往往将会是各种共依赖的症状，而这是康复之路上的重要一步。

在过去的8年中，皮亚·梅洛蒂在位于亚利桑那州的梅多斯治疗中心已经发展出了一套针对共依赖的治疗方案。她本人作为治疗师，已经让数百位受共依赖折磨的人踏上了康复之路。本书的目的并非介绍共依赖这个概念的发展历史，也不是为了证明共依赖确实是一种疾病。本书的目的是，从几百名患者的角度，同样也是从皮亚·梅洛蒂的角度，从内部对共依赖加以描述。（虽然其他作者对本书均有贡献，但书中用第一人称对这种疾病的描述和治疗，是从皮亚·梅洛蒂的视角出发的。）

书中涉及的治疗概念、方法和整合取向的语言，都出自皮亚·梅

⊖ 毒品和酒精等。——译者注

洛蒂个人与这种疾病做斗争的个人体验，而非学院派的理论。而实际上，本书的目的也并不是为了某一理论概念的建立或辩护什么。准确地说，本书作者们的希望是：①从对日常生活与人际关系影响的角度，描述共依赖这种疾病的结构；②指出一个实用的、能够治愈挣扎于这些症状中的人的治疗模型。对于那些对共依赖这个概念在心理学领域的发展感兴趣的读者，我们在本书最后提供了相关附录。

本书中的许多概念，如童年被虐待的经历与共依赖之间的联系，以及对内在与外在边界感的描述，都是在数年前由皮亚·梅洛蒂提出的。通过她的课程和音像制品，这些概念为越来越多的治疗师和共依赖者所熟知和使用，而这其实是对皮亚的见解的一种礼赞。我们很高兴有机会在本书中用自己语言去呈现她对于共依赖的观点。

我希望那些被共依赖折磨的人，读毕此书，便能够直面这种疾病并开始走上康复之路，因为直面共依赖且不再逃避的我们才能在生活中重新找到希望和疗愈。

安德烈亚·威尔斯·米勒

J.基思·米勒

引言

这一切是如何开始的

○ ○ ○ ○ ○ ○

　　如果你不去接纳不健康的东西，你注定会不断地重复它，并一直陷于痛苦之中。

在几年前的 1977 年，我与亲人朋友之间的人际关系问题越来越严重。我与自己的关系同样变得痛苦且艰难；我觉得自己一直烦躁不安，时常感到大量的愤怒与恐惧。

我一直忙碌于试着去做一个好妻子、好母亲、好护士，以及好朋友，而这使我筋疲力尽。看起来没有人会感激我为了他们而疲惫不堪地付出。我悄悄地讨好别人，且并对此越来越感到愤怒，但我似乎无法改变现状或不再焦虑。我的内心充满了恐惧，即使已经尽了最大努力把事情做到完美，但我还是觉得自己不行。我开始感到越来越多的羞耻感，因为我似乎根本无法将事情做完并做好。于是最终，我那看似强大的外壳开始破裂，引爆滚烫的愤怒，这着实把我自己和周围的人都吓到了。而事情越来越糟，我感到焦虑和压力已经填满了内心。

我的生活好像失控了一样。于是我在 1979 年开始寻求帮助，最终到治疗中心去处理一系列如今被我称为共依赖的症状。

然而我发现，参与治疗的专业人员并不知道要如何帮助我，就好像我说的是英语，而他们说的是希腊语一样。他们似乎没有意识到我症状的严重性，而他们提供的治疗看起来与我所经历的痛苦没什么联系。我试着表达发生在自己身上的事，但感觉没有人能理解我，或者他们并没有重视我。相反，我觉得那里的工作人员将在我身上出现的问题归罪于我。从我的角度来看，他们所做的就是盯着我，好像我是一个荒唐、一点儿也不合作的惹祸者。这令我十分沮丧和愤怒。我知道自己可能是不理性的，但也明白治疗中心的工作人员并不知道我的问题出在了哪里。

那时我正在梅多斯治疗中心工作，这是位于亚利桑那州威肯堡市的一所治疗酗酒、毒瘾及相关问题的治疗中心。这份工作让我得到了足够的关于治疗的知识，我认识到治疗师并不知道如何治疗我。我被这个发现吓坏了，心想："如果我向本该知道他们自己在做什么的专业人员求助，告诉他们我出了什么问题，而他们只是盯着我，好像认为我疯了，那我确实是迷失方向了。"

离开治疗中心，回到家和工作岗位后，我比以前更加困惑，也更不健康了。一只帽子掉在地上，都会让我大发脾气。我依然记得那一天，梅多斯治疗中心的执行总监对我说："皮亚，如果你不能在员工会议上控制自己脾气的话，就不要再来开会了。"我知道这意味着"你将要丢掉工作了"，而这着实吓到了我。那时，我意识到自己的生活已经失去了控制，而我必须对此做些什么了。

由于未得到有效治疗和因为总是大发脾气险些丢掉工作的经历，我开始踏上了自我的探索旅程。实际上，我当时并没有那么成熟。有一天工作时，我大概是被一股怒气推到了一段自我探索的冒险中。我当时在总监的办公室和他说话，另一个咨询师站在门口。当我向他们讲述自己的焦虑时，我希望这两个在我生命中很重要的男人明白，没人理解是一件令我十分苦恼的事情。说话时我意识到，这两个非常聪明的专业人员都无法理解我！如今，那段记忆甚至还会让我感到刺痛。

他们只是看着我，其中一个人说："好吧，你自己为什么不弄清楚该如何治疗这种不管该叫什么的病呢？"我当时怒不可遏，想把他们都打一顿！我猛地转过身，摔门而去，而他们看着我，好像我是个疯子。

当我大步流星地走出办公室时，我对自己说："如果我必须找到治疗这种问题的方法，而其他有这种问题的人都快没救了，那我该怎么办？"我觉得如此无力。甚至仅仅是尝试着去搞清楚这些问题究竟是什么，就已经让我很困惑了。在与自己的愤怒和惊恐做斗争时，我在想该如何将这些令我痛苦的症状搞明白，并找到一种治疗自己的方法呢？

随后，走到办公室的拐角处时，我有了主意。那一刻就好像我的困惑都不见了，而自己的思绪也可以集中了。一个简单的想法变成一个问题并占据了我的脑海："在酗酒者匿名互助会中，第一位酗酒者是如何开始康复的呢？"来自我内心的答案回答说，"人们分享他们的经历、长处和希望。这样他们便知道这种疾病是怎么回事，以及这一切是如何开始的。"

又一个想法钻进我的脑海："我目前的症状或许和童年被虐待的经历有关。"我小时候，经历过一些很严重的创伤，而我突然想到，其他和我有类似症状的人也有童年被虐待的经历。也许我们许多人都有过！也许我们所有人都有过！我有足够的心理学和心理治疗的知识，也有在酗酒者匿名互助会中康复的经历，这让我知道痛苦的童年经历在有成瘾和其他不健康问题的家庭中是多么常见。所以我告诉自己要去采访所有来梅多斯治疗中心接受治疗的、在童年经历过虐待的患者，让他们详细说说童年时被虐待的经历和当下的问题，然后看看我能否发现前者是如何影响后者的。无论如何，我们已经在儿童虐待这个领域做了一些基本研究。我开始询问咨询师们是否愿意把有过被虐待经历的患者介绍到我的办公室来。

在梅多斯治疗中心与患者一起工作的经历中，我意识到"虐待"这个词的意义比大多数人所认为的要宽得多，其不仅仅是我们通常认为的公开的殴打、伤害，以及性乱伦和性猥亵。虐待也在情感、才智以及灵性的层面上体现出来。实际上，讨论虐待时，我会将童年时（从出生到17岁）的"非抚育性的行为"都包含在"虐待"这个词的概念下。讲课时，我常常将"不健康"和"非抚育性的行为"与"虐待"替换使用。

当这些童年虐待受害者来到我的办公室分享他们的经历时，我开始看到他们所受到的虐待与他们成年后和我相似的、强烈的且看似荒唐的症状之间的联系。随后，一幅可以解释在这些人身上所发生的事的图景展现在我面前。虽然我知道不同类型的童年虐待会造成成年后不同的问题，但如今我可以清晰地在童年被虐待过的成年人身上看到一种共同的症状学（symptomology）。我们都有如今通常被理解为共依赖的症状（我会在本书的第一部分详细介绍这些症状）。

当我和患者一起讨论他们的问题时，他们（和我）非常激动开心。我们可以理解彼此。从某种角度来说，我们是同一类人，说着同样的语言。他们所描述的，在我看来非常清晰，一点儿也不像希腊语那样难以理解。

在我们聊了很久后，他们会说："那我对这些疯狂的情绪该怎么办呢，皮亚？"

　　我会说:"不知道,不过让我想想吧。"随后我会想出些可能会对他们所经历的某种症状有帮助的活动或作业并对他们说:"试试吧,我也会试试。"如果我所给出的建议连自己都不会去做,那我是不会相信这个建议的。

　　所以我开始建议他们针对自己荒唐的情绪,以及让生活变得不健康和自我挫败的行为,尝试一些行为上的实验。当我也尝试了建议患者去做的事情后,我的病情开始好转。我发现自己的康复过程是开始得最晚的!而我的优势是,在接下来的几个月或几年中,可以向来治疗中心参加4~6周疗程的成百上千的人分享我的经验。他们去尝试我的建议,然后给我迅速且持续的反馈。

　　治疗师也开始告诉我,患者们在办公室与我一对一地讨论他们的童年虐待经历之后,看起来在随后的治疗中大有好转。他们似乎平静了下来,并更多地理解自己究竟出了什么问题。于是我开始将自己给出的建议写下来,并记录下其在患者身上的效果。

　　随后我意识到,虽然我们共依赖者常常对身边人的问题非常敏感,也对如何帮助他们有独特的见解,但在对共依赖问题的自诊与自助上,我们经常只是在暗中摸索。所以我认为,只有亲自去尝试我为他人提的建议,我才能帮到自己。

　　这种隔离并治疗共依赖症状的新方法,在梅多斯治疗中心开始被越来越多的人知道。在我得知这一状况之前,越来越多的患者被送到我的办公室来。由于在那时,我的职位是护士长,还不是治疗师，所以这让我的工作压力很大。于是我向梅多斯治疗中心的总监询问，我是否可以通过一个工作坊的形式告诉童年虐待受害者，他们所经历的虐待和成年后共依赖症状的关系。

这是童年虐待和共依赖工作坊的缘起，且从那时起，我便开始在梅多斯治疗中心和全美国不同的城市开展这个工作坊，而且我也惊奇于收到的积极反馈。

在本书中，我所提及和使用的概念和共依赖的治疗和康复模型，是我在梅多斯治疗中心对患者持续几年的采访，以及采访后进行心理咨询的成果。我是以传达希望之音的信使，而非阅览查看学术论文的科研学者的身份来处理这一话题的。我个人非常清楚，与共依赖这种疾病日夜生活在一起是一种什么滋味。它曾几乎毁了我，几年前，我认真考虑过自杀。但是我发现，在和数百位有同样疾病的患者一起工作过之后，在患者、总监和梅多斯治疗中心的其他咨询师的帮助下，一种治疗这种疾病的方法震惊且激励了我们所有人。

大多数共依赖者不理解，这种疾病是如何在他们生活中起作用的，如何影响他们的人际关系、幸福和自我价值。虽然这种疾病在我们的文化中随处可见，但疗愈共依赖的这种艺术依然是最近出现且充满创新的，以至于治疗师们并不知道该如何去评价。许多治疗师和信息传播者花费了大量的时间，尝试去整理并定义心理症状，这自然是有很大价值的；但到目前为止，在这些症状背后的成因，及其如何始于童年，又如何成为成年共依赖者的症状这些问题上，我还没有听到多少有益的讨论。

我的目的是用简单的词语来描述这些症状。我们将会展示这些症状在成年人的生活和人际关系中是如何起作用的，以及它们是如何在我们与自己、他人及更高的精神力量之间制造困境和裂口的。我们也希望能指出并澄清，发生在童年的非抚育性经历与成年共依赖症状的关系。

富有经验的心理学学生可能从一开始便会对本书接下来所提及的概念（包括背负于心的或被触发的情绪以及核心羞耻感）持有保留意见。我不会因此去辩论什么，只是呈现一种基于临床经验的、对这种疾病的描述和见解，而这已经帮助成百上千的人开始走上康复的道路。

如今我会对本书所涉及的疾病要点做出以下总结。

- 共依赖是如何在成人共依赖者的生活中发挥作用的：五种主要症状，及其导致的难以控制的后果。
- 对这种疾病及其影响的概述，包括它从何而来，如何发展，如何毁掉我们的生活，以及共依赖者如何将这种疾病传给自己的孩子。
- 对孩子天生的基本特性的描述，以及孩子如何在健康或不健康的养育下，成长为心理健康或共依赖的成年人。
- 讨论受虐待的经历如何将不适宜的（过于痛苦的、夸大的或被封住的）情绪注入孩子心中，并引发人际关系困难的异常行为。

- 从更深的角度讨论各种不健康的养育行为（我将其称为"儿童虐待"）塑造成年共依赖者这一过程。
- 向希望对这种痛苦的、危及生命的疾病做些什么的共依赖者提供关于康复途径的信息。

　　直面共依赖是需要勇气的。不像酒精或毒品滥用的受害者，共依赖者常常会通过大量讨好他人的行为而得到回报，而这也是这种疾病造成的恶果。但过于强烈的恐惧、愤怒、痛苦、羞耻和绝望感已经让我们在共依赖行为中挣扎了很多年，而我所发现的唯一有效的治疗共依赖疗法，就是鼓励人们带着勇气进入本书所描述的治愈过程。我告诉每个患者："康复的秘密是学习接纳自己的过往。观察它，注意它，并体会你对童年的非抚育性事件的情绪。因为如果你不这样做，这些源于过去的问题将会以弱化、否认和幻想的方式存在，并成为你意识不到的、站在你背后的魔鬼，而这种情况会让你挣扎于自己的不健康行为之中。"如果将话说得更直接一些，我会告诉患者："拥抱你的魔鬼，否则它会反咬你一口。"换句话说："如果你不去接纳不健康的东西，你注定会不断地重复它，并一直陷于痛苦之中。"

　　这是一本关于勇敢面对自己的现实和通往自由之路的书。

为了在康复的路上迈出第一步，我们必须注意共依赖的五个主要症状，及其对我们的生活带来的影响，从而重建我们对自己人生故事的理解。

第一部分

共依赖的症状

第 1 章

直面共依赖

o o o o o o o

  有些我们认为是正常的父母养育孩子的行为，常常是对孩子的成长有害的，而这就是非抚育的或虐待性的养育行为。

　　越来越多的人已经对接下来这一章所描述的症状产生了共鸣。他们希望做出改变，消除扭曲，直面现实，从童年痛苦的家庭经历的余波中康复。

　　如果你有同样的经历和愿望，我想给予你希望。做出改变与消除扭曲的第一步是，直面一个这样的事实：这种疾病就存在于你的生活中。本书的目标之一就是描述这些症状是什么，它们从哪里来，如何破坏我们的生活，从而你便能知道如何识别自己生活中的共依赖。

　　共依赖及它与各种形式的童年创伤的联系是十分复杂的话题。由于痛苦的童年经历，一名成年共依赖者的心智是不成熟的，他们缺乏过上丰富且富有意义的生活的能力。生活中，共依赖表现在两方面：一是与自己的关系，二是与他人的关系。我认为，人与自己的关系是最重要的，因为当人在与自己的关系中充满尊重与支持时，与他人的关系会自然而然地变得不那么机能失调，并充满尊重与支持。

　　近年来，越来越多的著作关注共依赖这个话题，它的许多症状与特点已经被论述过了。以我的经历与经验来看，五个方面的症状组成了共依赖的核心。围绕着这五个症状讨论，让我们可以更容易理解其背后的规律。

　　共依赖者的人会在以下方面遇到困难。

　　1. 体验到恰当的自尊水平。

　　2. 拥有适宜的边界感。

　　3. 接纳并表达自身的现实状况。

4. 满足作为成年人的需求与愿望。

5. 适度地体验并表达自身的现实状况。

这种疾病从何而来

我逐渐相信在不健康的、缺少抚育的和充满虐待辱骂的家庭中长大的孩子，长大后会成为共依赖者。某些被美国文化认为是正常的养育行为，让我们难以直面共依赖的现实。若能仔细检查这些"正常"的养育方法，我们能发现其中一些确实会损害孩子的发展与成长，导致共依赖的出现。实际上，有些我们认为是正常的父母养育孩子的行为，常常是对孩子的成长有害的，而这就是非抚育的或虐待性的养育行为。

比如，许多人认为正常养育孩子的行为包括用皮带抽打孩子，扇孩子的脸，冲孩子喊叫，辱骂孩子，让孩子与他们同床而睡，在五岁以上的孩子面前表现得无理粗鲁。或许很多人认为以下的行为是可以接受的：让孩子自己想办法解决生活中遇到的问题和困境，而不提供切实的社会准则和一些解决问题的基本技能指导。有的父母忽视了教孩子养成基本的个人卫生习惯（比如洗澡、保持日常仪容、使用止汗露、保护牙齿、处理衣服上的污渍等）并不断改进，而期待孩子通过某种方式自己学会。

有的父母认为，如果孩子不懂得遵守严格的规则，或当孩子违反规则，而没有受到及时且严厉的惩罚的话，将会在青少年时期犯罪，导致未成年便未婚先孕或吸毒成瘾。有的父母在犯错之后，还没有弄清楚事实便惩罚孩子，却从不会为自己的过错而道歉。这样的父母把道歉理解成了示弱，认为这会削弱自己作为父母的权威地位。

有的父母认为，也许在潜意识层面上，孩子的想法和情绪是不合情理的，因为孩子是不成熟且需要进一步培养的。这些父母以"你不应该这么想"或者"我不在乎你是否愿意现在去睡觉——你现在必须睡觉，因为这是为你好"的方式回应孩子的想法和情绪，他们认为自己在以一种健康的方式培养孩子。

有些父母走到了另一个极端，过度保护孩子，避免让孩子去面对自己的不健康行为和恶意行为所造成的后果。这样的父母通常和孩子有非常亲密的关系，把孩子当作自己的密友，分享超越孩子心理发展水平的个人私密。这同样是在虐待孩子。

若成长在这种行为司空见惯的环境中，我们会误以为这些发生在自己身上的事情是正常且合适的。抚养者鼓励我们去相信：问题的根源在于，我们对这些发生在自己身上的事所做出的回应是不合适的。许多人成年后，心中充满了对在原生家庭所发生事情的复杂感受和扭曲看法。我们通常认为家庭对自己的影响是好的，我们的抚养者是好的。这意味着在潜意识中，我们的推理是：我们对一些发生的事情感到不高兴或不舒服，而这是我"不好"。同时显而易见的是，自然而然地成为并表达真正的自己，是不会讨父母欢心的。其实"这种虐待是正常的""是我的错"是一种幻觉，它将我们锁在共依赖的牢笼之中，让我们找不到出路。

初步的认识

为了在康复的路上迈出第一步，我们必须注意共依赖的五个主要症状，及其对我们的生活带来的影响，从而重建我们对自己人生故事的理解。直面并识别这些症结，看起来是改变那些破坏我们生活的思维、情绪和行为的唯一方法。

当识别出自己生活中共依赖的症状时，人们通常会经历一段对自己充满困惑与失望的痛苦期。这个阶段不会一直持续下去，但是我们必须经历它，从而在更健康的生活中找到宁静与平和。我们必须停止逃避，去直面共依赖。不久之后，当我们完成第一阶段的识别疾病，开始主动治愈始于童年的破坏性影响和成年后的共依赖症状时，承认与面对共依赖就不会那么让人难以接受了。

下一章主要介绍我所认为的共依赖的五个主要症状从何而来，以及它们以何种形式出现在成年人的生活之中。

第 2 章

共依赖的五个症状

○ ○ ○ ○ ○ ○ ○ ○

　　由于自身现实状况而在家庭中被忽视、攻击或抛弃的孩子，发觉表达现实是不合适的或不安全的。他们长大成人后，很可能无法表达和接纳自身的现实状况。

核心症状一：难以体验到恰当的自尊水平

自尊是一个人对自己价值感和宝贵感的内在体验。其来自人的内心，延展于人际关系之中。健康人知道，即使犯了错误，被一位满是怒气的人顶撞，被背叛，被欺骗，被爱人、朋友、父母、子女或上司拒绝，自己依然是有价值的、值得被珍惜的人。即使头发被理发师剪得过短，体重超重，面临破产，输掉了一场网球比赛，发现自己被羞辱或造谣，他们依然会感知到自我价值。健康人或许能够感受到他人的情绪，如内疚、愤怒和痛苦等，但自尊感和自我价值依然会是完好无损的。

共依赖者会以一种极端的或两种极端并存的方式体会到不恰当的自尊。一种极端是低自尊或无自尊：你觉得自己不如他人。其对立面是自大与自傲：你觉得自己不同于他人，且优于他人。

低自尊从哪里来

孩子首先是从他们的主要抚养者那里学习到自尊的。但是不健康的抚养者会通过语言或非语言的方式向孩子传达这样的信息：你是"不如"他人的。这种源于抚养者的"不如"的信息，形成了孩子对自己的看法。这些在充满了"不如"信息环境中长大的孩子，其成年后几乎不可能从内心体会到自己是有价值的。

自大与自傲从哪里来

自大与自傲行为源于两种情况。第一种情况是，家庭教育孩子要在别人身上找错误。因此孩子会认为别人是低自己一等的。这样的孩子可能曾被抚养者过分地批评和羞辱过，但他们能通过评判和批评他人克服由"自己不如他人"带来的感受。

第一种情况是，一些不健康的家庭系统确实教育他们的孩子，自己是高于他人的。这给了孩子一种错误的力量感。这样的孩子在家中好像永远不会做错事一样。犯错误时，没有人会与他们当面对质或纠正他们，也没有人引导他们认识到要为自己的不完美负责。这样的教养方式可以被称为"错误授权"的虐待——这些孩子认为自己比别人具有更高的价值，而这和认为自己不如他人一样，会破坏人际关系。

源于他处的自尊

如果说共依赖者有自尊的话，那么这种自尊也并非发于内心，而是源于他处，可称其为"他尊"。"他尊"是建立在外部环境的基础上的，包括以下内容：

- 相貌
- 能赚多少钱
- 认识什么样的人

- 开什么样的车

- 做什么样的工作

- 孩子表现如何

- 配偶的权势、重要性或吸引力

- 拥有什么学位

- 在他人成就杰出的领域，自己表现如何

从这些事情上获得满足和享乐感并没什么问题，但其并非真正的自尊，这种源于他处的自尊，或是取决于自己的行为，或是基于他人的看法和行为。而问题的实质在于，这种自尊缘起他处，而很容易变化，且不受自身控制。一个人可能随时失去"他尊"的外部源头，所以"他尊"是脆弱且靠不住的。

我有四个孩子。如果任何一个在任何时候，在其学校作业、公司项目或关系中"失败"，我的生活都可能会迅速失控。当我的"自尊"取决于他们成功的程度时，我只是在体会"他尊"。而其实，我们许多人只拥有"他尊"，而没有任何自尊。

在行为上表现出恰当的自尊水平有多难

45 岁的弗兰克是一个富有的建筑师，他从来都没有发展出自尊，没有学会从内心重视自己。他从外部世界获得了许多"他尊"，而这建立在他所拥有的金钱和影响力上。在房地产市场一场不可避免的下跌中，弗兰克赔掉了大部分资产，也丢掉了对自我价值的幻觉。他来接受治疗时处于严重的抑郁状态，认为自己毫无价值，因为自己已不再像从前那样有钱有势了。由于从来没有体验过真正的自尊和内在价值，所以他感到挫败与迷失。

患者詹姆斯是一位富有的律师，他并没有像弗兰克那样损失财产。虽然他觉得自己拥有真正的自尊，但这实际上是建立在他的财富上的。詹姆斯听我解释了真正的自尊是源于内在的，我们被父母珍重是因为我们本身，而非我们做了什么。然而詹姆斯依然不理解他所体验的是"他尊"而非自尊，因为金钱一直让他看不清自尊的来源。詹姆斯的处境其实比弗兰克的更艰难，因为弗兰克能感到自身自尊的缺乏并承认这一点。但只要詹姆斯拥有金钱，他便无法看清问题所在，无法体会自身的低自尊或无自尊，而对低自尊的否认无意间影响了他的人际关系。

许多外部世界引发的内部经验都会剥夺人的安全感和自尊，拥有财富便是其中之一。詹姆斯为自己做出了完美的辩护，因此并没在康复中取得进步——但是他的生活十分悲惨，因为他对酒精上瘾并且在关系中的控制欲过强，他的上司和家人都曾指出他这一点，而上司和家人都是他无法控制的人。但是因为他无法看到自己缺乏自尊这一问题，所以他不能直面自己的共依赖。

雪莉是一个 42 岁的母亲，她的"自尊"来源于孩子们的所作所为。当一个孩子惹了麻烦，她便失去"自尊"感。她 21 岁的儿子布迪由于贩卖毒品被捕入狱。雪莉的反应是极度愤怒，她觉得布迪夺走了她所受到的尊重。如今她将自己视为一个"阶下囚"

的母亲。她来到我们的治疗中心，觉得自己毫无价值，因为儿子已锒铛入狱。

核心症状二：难以拥有适宜的边界感

边界感是一种看不见但具有象征意义的"力量场"，其存在具有三方面的意义：①避免他人进入我们的空间，虐待我们；②避免我们进入他人的空间，虐待他人；③给我们彼此一种方法来体现自身的存在感。边界感分为两部分：外在边界感和内在边界感。

外在边界感让我们远离他人，并允许或拒绝别人触碰我们或我们的物品。外在边界感同时阻止我们的身体去侵犯他人的身体。外在边界感可分为两部分：身体上的边界感和与性有关的边界感。外在边界感的身体部分决定着我们允许他人离我们多近，以及他人是否可以触碰我们以及我们的物品。同时，如果拥有完好的外在边界感，在触碰、使用或移动他人的身体或物品前，我们明白这需要征得他人的同意。为了其他人的舒适感，我们会小心谨慎地站得不离别人太近。性边界感控制与性有关的距离和触碰。性边界感给我们权利来决定在何时何地以及在谁面前表现出性欲或发生性行为。性边界感也告诉我们，要尊重他人与性有关的决定。

内在边界感保护着我们的思维、感受和行为，并确保我们生活的正常。拥有自己的内在边界感时，我们可以对自己的思维、感受和行为负责，并将其与其他人的区分开来，且不因自己的所思所做而去责怪旁人。内在边界感同时让我们不必为他人的思维、感受和行为负责，也不去操控和控制身边的人。

我把外在边界感想象成一个大小适合自己的钟形玻璃瓶。当我主动控制与他人的距离或触碰他人，或尊重他人这样做的权利时，我的外在边界感的表面会随之扩大或缩小。我把内在边界感想象成一件防弹背心，上面有一扇只向里开的门。其开关与否，只由我自己决定。通过视觉化想象这些边界感的存在，我便能有意识地保护自己免受他人行为、语言和感受的伤害。在这些边界感内，我同样可以带着尊重倾听他人并与他人交谈。

一个没有边界感的人不会意识到或敏感于他人的边界感。这样的人可能会侵入他人的边界，并做出损人利己的事，我们把这样的人称为侵害者。一个做出严重侵害行为的人一定是个施虐者，例如那些殴打他人或性侵他人（配偶、孩子和朋友）的人。

具有完整灵活的内在和外在边界感的人，在生活中会拥有亲密的关系，因为他们能够在身体、性、情感、智力和精神等方面自由选择，但不会在这些方面被他人虐待，也不会虐待他人。一个完整的边界感系统可以通过图 2-1 表示。

提供保护，允许自己示弱

图 2-1　完整的边界系统

　　严重的侵害和虐待行为是很容易被受害者和旁观者识别的，但是其他不严重的侵犯边界感的行为可能就不那么清晰了。

　　比如，玛丽安去教堂参加一个聚会，乔西张开手臂冲了过来，打算给她一个大大的拥抱。玛丽安向后退着，伸出手臂，表明她还是觉得握手比较好，并说："很高兴见到你，乔西。"但是乔西无视了玛丽安后退与伸手的动作，没有征求她的同意，便抱住了她，并喊道："玛丽安，见到你我太高兴了！"乔西刚刚便是侵入了玛丽安的外在边界感。

　　在另一个例子中，在为工作上的事情生气的夏洛特下班回家，看到珍妮丝穿着浴袍在客厅看电视。夏洛特说："天啊！珍妮丝。你穿成这样坐在客厅看电视真可以啊！我很生气你穿着浴袍在这儿看电视的样子。"夏洛特把自己的气愤归结在珍妮丝身上，表现出的是缺乏内在边界感。

　　缺乏外在边界感通常表现为无礼粗鲁的行为，包括当配偶或伴侣拒绝时，依然坚持要求性行为，以及在没有得到允许时去触碰他人。无礼粗鲁的行为也可能源于内在边界感的缺乏，包括使用讽刺的方法伤害或贬低他人，责备他人所感、所想、所做或所不做，以及认为自己需要对"造成"他人的所感、所想或任何行为负有责任。当然，缺乏外在边界感的人还存在许多其他形式的缺乏尊重，从而显得粗鲁的行为，因此他们会侵犯他人的自我认同感，妨碍到他人所做或不做之事。

边界感是被教出来的

很小的孩子完全没有边界感，他们无法由衷地保护自己免受他人的侵害，也无法不让自己侵害他人。父母需要保护孩子免受他人的侵害与虐待（特别是来自父母自己的）。父母也需要在尊重孩子的基础上，面对并处理孩子侵害他人的行为。正是这种保护与直接地处理，最终会让孩子在成年时拥有健康、坚实且灵活的边界感。

但在不健康的家庭中长大的孩子通常经历了各种破坏边界感的对待，或是没有得到足够的保护，或是被保护过度。父母的非抚育行为会造成四种基本的边界感破坏：①毫无边界感；②被损坏的边界感；③建立壁垒，而非边界感；④在壁垒和边界感之间来来回回。

毫无边界感的人意识不到自己正受到侵害，或自己正在侵害他人（见图 2-2）。他们不太懂得如何说"不"或保护自己。这样的人允许他人在身体上、性上、情感上或智力上利用他们，而意识不到自己有权利说"停下来，不要这么碰我"，或者"你如何感受、如何想、如何做并不关我的事"。

起不到保护作用

图 2-2　毫无边界感

一个没有边界感的共依赖者不仅缺乏保护自己的能力，而且认识不到他人拥有边界感是正当的。因此，缺乏边界感的共依赖者意识不到，侵入他人的边界是不合适的。

对于受害者和侵害者来说，除了一方被侵害，另一方实施侵害以外，他们其实具有同样的问题。在长时间的一来一往中，双方都停不下来，这是不以他们的意志为转移的。拥有健康且完整边界感的人们无法想象"心智成熟"的人为何无法停止自己的侵害行为或受害行为，所以他们不会对陷入共依赖痛苦中的人表现出同情心。

一个破损的边界感系统的表面充满了"洞"（见图 2-3）。边界感破损的人在有些时候或者面对某些人时，可能能够勇敢说"不"，分清彼此界限，并照顾好自己；而在其他时候或面对其他人时，无法建立边界感。对于这样的人来说，保护只是暂时的。例如，有的人也许可以和所有人保持边界感，唯独面对权威人物、配偶或子女时无法做到这一点，有的人则在劳累、生病或受到惊吓时，无法保持边界感。

提供部分保护

图 2-3 被损坏的边界感

自己的边界感破损的人，无法完全意识到其他人是拥有边界感的。某些人在某些环境中会成为侵害者，侵入他人的生活，试图控制或操纵他人。例如，一位女士在发现新娘的妈妈做事"不周到"后，可能试图对她外甥女的婚礼指手画脚，而她并不会对她好友的女儿的婚礼指手画脚。破损的边界感可能会让一个人觉得要对他人所感、所想和所做负责，例如一位男士在一场宴会羞辱他人，而他的妻子对此感到羞耻和自责。或许在某种环境或状态下，比如在劳累、生病或被恐吓的时候，人的健康的边界感会失效。例如一个母亲在与 17 岁的女儿相处时，通常能保持很好的内在边界感，能够允许女儿做出自己的决定并接受其结果；但是在结束了一周令人劳累的代课工作，为教堂义卖饼干，并为家人去世的邻居送去食物后，她责备自己 24 岁的女儿为什么要和男友分手，因为这给她带来了很多苦恼。

情绪壁垒系统是完整边界感的替代品（见图 2-4），通常由愤怒和恐惧组成。使用愤怒情绪壁垒的人会传达出这样的（语言或非语言的）信息："如果你靠近我或对我说某些话，我会马上暴怒的。可能我还会打你或对你吼叫，所以你最好小心点儿！"因为害怕点燃这个愤怒的火药桶，所以他人会害怕接近这样的人。

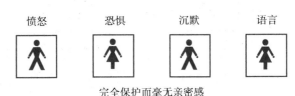

完全保护而毫无亲密感

图 2-4　情绪壁垒而非边界感

使用恐惧情绪壁垒的人会避开他人，以保证自己的安全。这样的人不去朋友聚会，在会议后也不多加停留与他人聊天。不得不置身于人群中时，他会散发出一种恐惧的能量场，传达出的信息是："别离我太近，不然我会情绪崩溃的。我很脆弱也很恐惧，应付不了和他人有所来往。"常常以受害者自居的共依赖者很能理解这种状态，会离他人远远的。不幸的是，这样的人对侵害者非常有吸引力，犹如摇摆的斗篷之于公牛，所以恐惧壁垒并不是使自己免受侵害的有效方法。

另两种情绪壁垒是沉默和语言。使用沉默壁垒的人和使用恐惧壁垒和愤怒壁垒的人一样，也会散发出一种能量场。他们会尽量避开旁人的注意，只默默观察而从不参与。使用语言壁垒的人通常说起话来滔滔不绝，即使他人礼貌地做出评论或转变话题以希望加入谈话，这样的人也会置之不理。

我们也常常看到人从一种情绪壁垒转变到另一种。例如，尽管他们常常躲在壁垒后而不表现出脆弱，但他们的情绪壁垒随时可能从愤怒转变为恐惧、语言或沉默。

在完全的保护和毫无保护之间来来回回

图 2-5   在毫无边界感和情绪壁垒之间来来回回

在情绪壁垒和毫无边界感之间来来回回通常发生在使用情绪壁垒的人冒险打破壁垒，而表现出脆弱的时候（见图 2-5）。此时人会突然意识到自己无比脆弱和无助，因为他此时毫无边界感。无论是遇到真正的侵害者，还是遇到一个仅仅对个人生活负责的人（没有边界感的人可能会视其为冷酷或不友好的），毫无边界感的人都会感到很痛苦。被暴露的共依赖者体会到这种痛苦，为了保护自己，会再次迅速地躲回情绪壁垒状态：愤怒、恐惧、沉默或语言。可悲的是，虽然壁垒提供了牢固的保护，却让人无法进入与他的亲密关系，使得共依赖者更加孤立和孤独。然而，当一个被虐待的人需要自我保护时，或一个人即将失控而去虐待他人时，情绪壁垒是合时宜的。

不健康的边界感从何而来

共依赖者所表现出的，是其父母曾有的边界感。如果父母毫无边界感，孩子常常也不会发展出任何边界感。如果父母的边界感是破损的，那么孩子也会发展出同类型破损的边界感。例如，一个女士和她丈夫在一起时，并没有很好的边界感，那么无论他们的孩子和谁结婚，很可能都不会拥有完整的边界感。如果父母中一人有情绪壁垒，另一人毫无边界感，那么孩子极可能在两种状态间来来回回。

建立功能健康的边界感并付诸行动有多难

在本章前面提到的，即使玛丽安表示她希望握手，乔西还是给了她一个拥抱的例子中，乔西缺乏的是身体的外在边界感。

缺乏内在边界感的弗兰克的生活一团糟。一周之前，他的妻子提出，希望带着孩子在国庆节时去公园和邻居一起野餐。而两天之后，弗兰克住在 150 公里外的母亲邀请他一家去她家的后院烧烤，这样她便能看到自己的孙子孙女了。而弗兰克的妻子和妈妈，都不知道对方对弗兰克的邀请。

缺乏内在边界感的弗兰克无法对他自己的选择负责。他既愤怒又害怕，并责怪妻子和母亲将自己置于进退两难的境地，虽然她们其实毫不知情。弗兰克认为，无论他如何选择，必然会伤害或惹怒其中一位。整整一周，他都心神不宁，无法做出决定。弗兰克最后决定在国庆节的早上告诉妻子带着孩子去奶奶家聚会烧烤，而寄希望于妻子的理解和支持。但是弗兰克的妻子十分愤怒，因为这一周她都在为野餐做准备，所有的食物都已经备好。孩子们也很期待见到他们的朋友，最后时刻计划的改变，意味着弗兰克还要承受安抚孩子失望情绪所带来的额外压力。弗兰克感到内疚，但没有认识到并承认是自己的犹豫不决和临时变卦，制造了他与妻子之间的矛盾，他将自己内疚的情绪归结于妻子，认为若她能更懂得变通，他们本不会大吵一架。弗兰克对内在边界感的缺乏意味着，他没有能力看到自己和他人真正的责任分别是什么。他经常混淆责任，在自己应当承担责任时责怪他人；同时，他对不是由自己引起的或无法改变的事情，却怀有不合理的责任感，或因此责怪自己。具体来说，若弗兰克告诉妻子和母亲自己的想法，他便要对自己可能会"造成"的两人的难过和愤怒负有责任。

唐所拥有的性边界感是破损的。在与除了妻子布兰达之外的女性相处时，他的行为是得体的。但是和布兰达相处时，唐的性边界感便失效了，即使在布兰达拒绝的情况下，唐依然会坚持与她上床。他执意拥抱、依偎并亲密地爱抚，而无视她的抗议；然后唐争吵并生起闷气来，他从没意识到布兰达那晚有权利拒绝，她的愤怒与情感上的受伤也是十分自然的，而唐无法接受这一点。

如果布兰达同样缺乏边界感的话，她可能会压抑自己的愤怒，完成性行为，而感到被利用而非被爱。若她有很好的边界感并坚持不让步的话，唐可能随后会用某种方式惩罚她，如生闷气、沉默和表现敌意。在美国文化中，唐的行为通常不会被视为"侵害"或虐待，却是边界感破损的共依赖者侵害者面对妻子时的行为，并且唐并没有能力意识到他妻子边界感的存在。

与异性恋爱时，吉尔的内在边界感是破损的。而在与她的同性或异性同事、家人和朋友相处时，她的内在边界感是运转正常的，她知道自己的所想、所感，并知道自己决定做什么和不做什么。但在恋爱时，她"神秘地"丢失了这种能力，而不断地担心对方是否会赞同她的观点、她的感受和行为。她同意去做自己不想做的事情，而只是为了取悦对方。例如，她花了周六一整天去观看又热又脏的牛仔表演，热情地为每一位出场者欢呼，而其实她觉得这里很无聊，味道难闻，又脏又热。如果恋爱对象看起来被惹恼或心情不好，她会立即自责起来，连忙回想是否是因为自己做了或说了什么。由于边界感的破损，吉尔虽然生活中一切都好，但在恋爱经历上充满了痛苦与困惑。

莫林是银行的一个高级职员，也是一个妩媚动人的女人，但她经常绷着脸，瞪着眼，靠近她的人都认为她总是怒气冲冲的。秘书很害怕听到莫林召唤自己的铃声，她在莫林面前小心慎言，迅速办完公务便离开。莫林走进会议室开会时，没人主动和她打招呼寒暄。旁人认为她是一个易怒且很难被取悦的人。她的工作井井有条，高效迅速，但在办公室里没什么朋友。她是单身，从没谈过恋爱。她过去常常一人在家看老电影，独自去听交响乐团的音乐会，在郊外父母农场的河边散步。莫林用愤怒的情绪壁垒取代了完好的外在边界感和内在边界感，将他人在身体和情感上推远，以避免和秘书闲下来聊聊天而浪费时间；她让自己远离办公室政治，并且不让自己在恋爱关系中受伤。虽然莫林的确没在人际关系中怎么受过伤，但她很孤单。

凯蒂是一个苗条且肤色很白的年轻女性，她在一家快餐店做厨师。凯蒂经常神经紧张且非常害羞。她偶尔会和朋友凡一起看电影。凯蒂很喜欢凡这个人，但只会和凡简短地聊几句，也很少和凡有目光接触或主动找话题聊天。当凡告诉凯蒂，她穿的新衣服很漂亮时，她涨红了脸，舌头好像打结了似的。某晚她们一起看完电影，凡想找个地方坐下来喝些东西、聊聊天。凡说话的时候，凯蒂心里想："哦，不，我该说些什么？我什么忙都帮不上怎么办？我从来都不知道该说些什么！我搞不懂凡是怎么看待我们的友情的。"凯蒂的心思被这些担心自己如何表现的想法占据了，并没有听到正在分享自己心事的凡在说些什么。那天晚上，脑中的害怕想法使凯蒂没有听到凡说了些什么，所以她并没有增加什么对凡的了解，而凡有很挫败的感觉，以为凯蒂不愿与自己分享真实的感受。凯蒂使用恐惧情绪壁垒而非内在边界感，将凡推到了一个在情感和理智上都很"安全"的距离。

使用恐惧情绪壁垒的人可能更愿意独自坐在家中，而不是和喜欢的人在一起。他们推掉他人的聚会邀请，甚至拒绝自己心爱之人的求婚，所有这些都是因为他们恐惧他人跨过了保护自己的

壁垒后，会虐待自己。而拒绝可能会以愤怒或其他突兀与疏远的
方式表现出来，这可能会使双方都很困惑。

　　人可能会使用愤怒、恐惧、沉默或语言的情绪壁垒来取代外
在边界感，从而控制自己和他人在身体上和性方面的距离。人们
也会使用这些情绪壁垒代替内在边界感，而不再向他人分享自己，
也不再倾听他人的分享。

核心症状三：难以接纳并表达自身的现实状况

　　共依赖者常常会说，他们并不了解自己是谁。我相信这种抱
怨直接来源于难于接纳并表达我们所说的"现实"。为了体验自
己，我们必须体会并了解自身的现实。

　　我们的"现实"（我姑且先用这个词）有四个方面的意思。

- 身体：我们看起来是怎样的，以及我们的身体是如何运转的。
- 思维：我们如何为接收到的信息赋予意义。
- 情绪：我们的情绪。
- 行为：我们做什么或不做什么。

　　我在本书接下来使用"现实"这个词时，指的是这四个方面。
当我们感受自己的身体、想法、情绪或行为时，它们组成了我们

眼中的现实，即使他人在同样情况下体验到的可能与我所体验到的不同。这便是人所体验到的现实，也是每个人都很独特的原因。

共依赖者无法接纳以下的部分或全部。

- 身体：无法准确地"看到"自己的外表，或感受自己身体的运动和运转。
- 思维：无法察觉到自己的想法，或无法将其分享。此外，对接收到的信息做出扭曲的理解。
- 情绪：无法察觉自己的情绪，或体会过于强烈的情绪。
- 行为：无法意识到自己做了什么或没做什么，或若意识到了，也无法接纳自己的行为及其对他人的影响。

人在两个层面上无法接纳自身的现实：A 层面和 B 层面。A 层面相对较为健康——我知道自身的现实，但不会告知他人。由于害怕不被接纳，我选择向他人隐瞒。

B 层面相对更不健康：我不知道自身的现实是什么。B 层面的人生活在妄想之中（因没有切实的经验告诉我现实是什么）。我必须建立或"编造"一个人格出来，虚构我认为我可能的所思和所感，对他人我只字不提、保持沉默，或试着去模仿他人我应该有的所感与所思。

对接纳自身现实状况的困难从何而来

由于自身现实状况而在家庭中被忽视、攻击或抛弃的孩子，发觉表达现实是不合适的或不安全的。他们长大成人后，很可能无法表达和接纳自身的现实状况。

乔回忆起他四五岁时发生的一件事。他哭着跑向在洗碗池旁的妈妈，虽然他抓着妈妈的裙子，时而哭时而抽泣，但她还是一直在洗盘子，并没有理会乔。然后，乔哭着跑向爸爸，爸爸扇了他一巴掌——这是一次身体上的攻击。长大成人后，乔发现自己在经历心理上的痛苦时，很难接纳并去分享它。

一位朋友告诉我，小时候当她和兄弟姐妹非常黏人、经常哭哭啼啼的时候，他们的妈妈便会走开并说："我实在受不了你们了。你们简直要弄疯我了。我不要你们了，而这都是你们的错，因为你们就会哭个不停。"我的这位朋友从中学会了，表达自身的现实会导致被抛弃。此外，还有更多类型的情感上的抛弃，而其会导致类似的不健康的结果。

我认为，对于孩子来说最糟糕的经历是否定他们的现实。例如，弗雷德和辛迪在激烈地争吵。弗雷德辱骂辛迪，辛迪抓起一个水晶花瓶就朝他扔了过去。花瓶没有打中他，而是砸碎在墙上。他们八岁的女儿莫莉被惊醒，趴在客厅的门旁看着。在花瓶碎片掉到地板上寂静片刻后，莫莉哭着说："这太可怕了，我很害怕。爸爸，你对妈妈说了不好的话，还有妈妈，你把花瓶打碎了，你原来还叫我小心花瓶的。"

辛迪转向莫莉说："你疯了吧，莫莉。爸爸什么也没对我说。你没有什么可害怕的。那花瓶也没什么特别的。如果你觉得这很可怕，那是你的错。我们只是在吵架而已，没什么不正常的。"

弗雷德接着说："你妈妈说的没错，莫莉。你不要再监视我们了，赶紧回去睡觉。总之，你不该这么晚还不睡的。"

莫莉想："我觉得这很可怕，他们告诉我一切都好。我一定是疯了。"以我的观点看，这是严重的虐待，会导致莫莉对自身许多方面的现实状况感到不确定。

这样的经历一次又一次发生后，莫莉和乔会对自己的认知不再自信，不再表达他们的对现实的理解。这便是 A 层面：他们知道自己的现实是什么，但是不愿和他人分享。当虐待持续并越来越极端和严重时，莫莉和乔会从自己的现实，特别是他们的情绪中抽离出来，尤其是他们的感受：不再感到恐惧和痛苦，这样可以保护他们免受其折磨。于是他们进入了 B 层面，开始不去触碰自己的现实，因为触碰现实是令人难以忍受的。作为成人的共依赖者，他们不断地压抑这些以及其他各种令人痛苦的场景。

生活在 B 层面中的人，常常表现出前面提到的自大和自夸。在美国文化中，有些极端的案例中被称为反社会的人，有些也并不是。他们只是不再能体会到伴随着低自尊的羞耻感，我们称他们为"毫无羞耻感"的人。他们脱离了自己情绪的现实（特别是羞耻的感受），从而从童年时期的虐待中幸存下来。这样的人会有侵害或迫害他人的倾向，并很有可能这样去做。

从行为上表现出接纳我们的现实有多难

身体：我们身体的现实是外貌（吸引力、体型、打扮）以及我们的身体如何运转。在 A 层面，我知道当自己穿某件衣服的时候会比较好看，但是我并不承认。某一天，当我穿上这件衣服的时候，你可能会夸我好看。但即使我觉得穿上这件衣服确实很好看，也不会承认而是忽视你的夸奖，然后改变话题，或指出我外貌上的缺点。在 B 层面上，我心里并不清楚自己看起来如何，所以听到你的夸奖时，我会看着镜子中的自己，心想："那人为什么会这么认为？"

埃米莉是一个表现出共依赖的女性，她患有被称为厌食症的进食障碍，身高 177 厘米，体重 36 千克，身体处于极度饥饿的边缘，但她看到镜中的自己后，还是觉得很胖。埃米莉在 B 层面上，即使在照镜子的时候，还是不知道自己外貌如何。

前不久，我的丈夫，也是梅多斯治疗中心的主管，打电话到我的办公室说："有一位患者会到你的办公室去，我希望你评估一下他进食障碍的症状。他挺胖的。"

我说："为什么需要我去评估？如果很胖的话，他不知道自己是否有进食障碍吗？"

他接着说："我解释不清楚。去评估一下吧，皮亚。"

几分钟后，一位男士走进了我的办公室。他身高大概有 180 厘米，体重有 120 千克。我没有意识到这便是我丈夫提到的那位患者，于是问他："请问有什么事吗？"

他说："你得为我做一下评估。"

我说："做什么评估？"

他回答："进食障碍。"

我才反应过来我丈夫帕特的用意。我说："你是否觉得自己挺胖的呢？"

"我很胖？你的意思是？"

"你是否知道自己的体重？"

"120 千克，我觉得还不错。我很健康，身体挺结实的。"

他无论如何都意识不到自己是很胖的。他是我遇到的第一个对身体现实的认识处于 B 层面的患者之一。他对自己的身体多么庞大一点儿概念也没有，就像埃米莉不知道自己的身体多么瘦弱一样。这是很严重的问题。

一些在 B 层面上的共依赖者照镜子时，无法将注意力集中在自己的脸上。他们可能觉得自己看起来像另一个人，或者确实无法看清自己的脸和身体。

我自己曾在 A 层面和 B 层面之间来回转换，大概有一半时间在 B 层面，担心着自己的外貌。当我处于 B 层面，照镜子时，我看见了父亲的脸，而看不到自己的脸。此时，我不知道自己真实的模样，我痛恨我所看到的。但当我知道自己的模样并能从镜中看到自己的脸时，我喜欢自己的外貌。

我遇到的很多处于 B 层面上的人都有过被性侵的经历。其症状表现通常为感到自己的头飘了起来，而感知不到身体。有时此症状可能是咨询师发现的第一个迹象，即来访者可能是性侵害或乱伦的受害者，一些相关记忆可能被埋藏在潜意识的某处。

思维：思维是我们为接收到的信息赋予意义的过程。信息通过我们的感官进入大脑，所有我们看到的、听到的、闻到的、尝到的和通过皮肤感觉到的都是被接收到信息。

处于 A 层面时，我能意识到对某一问题的想法，但如果你问我的话，我不会透露，更不会主动告诉你我的想法。处于 B 层面时，我不知道自己的想法是什么，当你问我时，我的大脑一片空白，或我会感到很困惑而无法回答你。

杰瑞和西尔维娅，以及杰瑞的大学室友约翰在一起去看电影的路上。约翰身上很重的体臭味充斥在车中，但杰瑞和西尔维娅还是一边开车，一边礼貌地和约翰聊着天。达到电影院后，约翰去了厕所。此时，杰瑞问西尔维娅："你还喜欢我的这个老朋友吗？"西尔维娅心想："我可不喜欢他——他实在是很臭的。我真是希望他没有来，这难熬的夜晚快些结束吧。"但由于知道约翰和杰瑞是老朋友，她由于害怕伤害杰瑞的感受，所以没有说出自己真实的想法。她说："哦，他挺不错的。我很开心他今晚和我们一起。"在思维上，西尔维娅处于 A 层面。

情绪：我们感知到的现实也包括我们的情绪。在 A 层面时，我们能意识到哪些情绪正在体内发生，但若你问我的感受是什么，我并不会告诉你。我可能会撒谎，随便说一个其他情绪，或拒绝承认我正在感受的情绪。例如，当我对某人说的某些话感到非常愤怒，但是并不愿意承认时，我可能会告诉他："你这样说我很难过，但是我并不生气。"

在 B 层面时，我没办法告诉你我的感受，因为我体会不到任何情绪。这样的人会经常说："我已经麻木了。"或者说："当我尝试去感受情绪时，我什么也体会不到。"这是不健康的，这是共依赖的一个很严重的症状。

行为：我们所做的或者没有做的，组成了我们行为上的现实。处于 A 层面时，我能清楚地记得自己做过什么，但是当被问起时，我并不会真实地回答，或者会说我不记得了。例如，家里由我来负责喂猫。一天晚上我忘记喂了，到了次日早上，所有的猫都在门口来回踱步并喵喵地叫着。我的丈夫走进来问我："皮亚，你昨晚喂猫了吗？"

那天在行为上，处于 A 层面的我说："我不记得了。应该喂了吧，怎么了？"我知道这是谎话，因为我知道其实是自己忘记了，但是我并不想让丈夫知道。另一种隐藏自己的所作所为的方法是，给出一个复杂且模糊的答案，让他搞不清楚究竟发生了什么。如果处于 B 层面，我会完全意识不到我做了什么或没做什么（比如，我确实记不清自己是否喂了猫）。

另一个处于 B 层面行为的例子是，一天早晨，我在梅多斯治疗中心接到了一份报告，内容是处在治疗中的患者大卫辱骂了值夜班的护士瑞贝卡。瑞贝卡换班前，提交了这份报告。我把报告转交给了大卫的咨询师，而咨询师在团体咨询时提及了此事。他说："嘿，我得到了一份关于你昨晚骂瑞贝卡的报告。关于这件事，你有什么想说的吗？"大卫看起来很惊讶，说："我不记得了。我不知道你说的这件事。"处于 B 层面的他，说这话的时候是真心的。

对行为的认识处于 B 层面的患者，在家庭治疗周的时候会有类似情况，在此期间，患者的家人会告诉患者他们曾经的行为是什么样的。有的患者看起来明显很疑惑，甚至并不记得自己做过什么。他们压抑这些记忆，或者当时暂时丧失了意识，又或者意识不到这些行为是问题的一部分。这些患者需要善于观察的家人，将他们从否认和妄想中拉出来。B 层面代表了一种很严重症状。

核心症状四：难以认识并满足
自己的需求与愿望，与他人健康地相互依存

我们每个人都有基本的需求，而满足它们是我们自己的责任。我认为，我们所赖以生存的东西便是我们的需求。无论是成年人还是儿童，每个人都有依赖性需求。成人和孩子的依赖性需求的不同之处在于，孩子的需求必须在早年由其主要抚养者来满足，而且孩子的主要抚养者应教会孩子在成长中的不同时期该如何满足每项需求。而了解如何处理每项需求，以及在需要时寻求帮助，则是成年人自己的责任。

我所关注的成年人的依赖性需求包括食物、住所、衣服、医疗服务、身体上的滋养、情感上的滋养（来自他人的时间、注意

力和指导）、教育、精神生活、性、财务资源（收入、存款、花销、
预算和投资）。

有一些需求只能通过与他人的互动得到满足，例如身体和情
感上的滋养。然而，必须要有人教会我们去识别自己的需求，且
让合适的人来满足它们。作为回报，我们也必须学会在合适的时
间和场合去满足他人的需求。此时可以遵守的法则是，在回应来
自他人的请求前，先要考虑这是否会加重对方病态的行为，或者
是否会引发自己心中的怨恨。

我将需求分为两类：小的需求与大的需求。小的需求更像是
我们的偏好。我不必非要拥有，但若满足它们，会带来极大的愉
悦。比如，雪莉觉得她想要一件毛巾布面料的浴袍。这能否给她
带来愉悦，将取决于她是否真的想要它。虽然她其实已经有了两
件浴袍，且并不是非再要一件不可，但毛巾布面料的东西确实对
她很有吸引力。得到新浴袍后，她发现自己确实从中获得了很大
的快乐。她很喜欢穿这件浴袍，这让她感到美妙。这件浴袍确实
是她的一个需求，因为其能带给她快乐。

大的需求在生活的方向上，会引导我们走向生命的满足感，
包括"我想与这个人结婚""我想成为一名医生""我想开一家公
司""我想有个孩子"等。

在接纳与满足我们的需求与愿望时，遇到的四种困难

由于不同的童年经历，我们可能会以下面四种方式，无法真

切地感受到自己的需求与愿望。

我太依赖他人。我知道自己的需求与愿望，却期待他人为我满足它们，于是我便等待着，期待着他人来满足我的需求与愿望，这样一来自己便不必满足它们了。

我拒绝依赖他人。我能够认清自己是有需求与愿望的，但是一直以来，我只尝试着自己来满足它们，而无法接受来自他人的帮助和引导。我宁愿忽略自己的需求与愿望，也不想将自己脆弱的一面示人而求得帮助。

我是一个没有需求也没有愿望的人。虽然我有自己的需求与愿望，但我并未意识到。

我混淆了需求与愿望。我知道自己的愿望是什么，并能使其满足，但是我不了解自己的需求。例如，我通过购买想要的东西，来尝试满足需求。虽然自己可能真正需要的是身体上的滋养，而我却去买了些新衣服。

每个人都可能以不同的方式体验着自己的需求与愿望。例如，我可能没有意识到自己的愿望，或我想不出一种自己想要得到的东西。同时，我还可能过于依赖自己的需求，虽然了解自己需求，却一直等着他人来满足我。

没有以合适的方式满足自己的需求和愿望，通常与低自尊水平（羞耻感）有关联。当"成年的孩童"⊖表达依赖和愿望时，羞耻感会在他刚刚体验到需求和愿望时，一下子爆发出来。这些源于童年经历的羞耻感已不在意识层面，它源于那些在表达需求和

⊖ 外表是成年人，心理年龄依然是孩童。——译者注

愿望后却被抚养者以虐待回应的经历，而这些被虐待的记忆其实或许早已被"忘记"。无论自己拥有的需求和愿望多么正当合理，成年共依赖者都会觉得这好像是件极为自私的事情。

接纳需求与愿望的困难从何而来

自身的需求与愿望全部被父母照顾得很好的孩子，在成年后常常会表现出过于依赖他人；若父母能教会孩子以适当的方式满足自己的需求，这种情况便不会出现。如果父母照顾孩子的一切，且不向孩子做出任何解释或给予任何期待，那么这样的父母和孩子会有层层情感的牵绊。

因表达自己的需求与愿望而被父母责骂的孩子，成年后通常会表现得过于独立。例如，小桑迪到妈妈身边说"我想喝水"或"我想吃饼干"，她妈妈说："你这孩子，让我安静安静。你总是烦我，没看见我在看电视吗？"也许她一巴掌打在小桑迪的腿上，或把她推远赶走。桑迪从此学会了决不能依靠他人。她能够感受并认识到自己的需求与愿望，但早年的经历告诉她，向他人求助将会导致自己被粗暴地对待。成年后，她不再向他人求助，尝试只由自己来照顾并满足自身的需求与愿望。由于并没有人教她如何照顾自己，所以她在成年后尽力满足自己需求的尝试常常是无力的，这使她感到不满意。由于她从不向任何人求助，所以那些需要他人来满足的需求，如身体与情感上的滋养也无法得到满足。

她对此的态度是："如果我自己做不到的话，就算了吧。我绝不向他人求助。"

自身的需求与愿望被抚养者忽视不理的孩子，常常在成年后感受自己是无需求且无愿望的。他们在孩童时代甚至就无法体会到自己需求，因为他们的需求从没被承认过。成年后，他们常常费心尽力地去照顾他人的需求，而并不会注意到自己的需求与愿望。在某些层面上，这样的共依赖者偶尔会去期待他人的回应与照顾。若期待落空，他们常常会非常愤怒。但多数的时候，他们感受不到自己的愿望与需求，甚至意识不到这样的期待。若需求感不期而至，负罪感便会伴随而来。他们在自己需要什么、期待什么和如何满足这些需求和愿望这个问题上，完全陷入了误区。

将需求与愿望混淆，源于在童年时，孩子得到了想要的东西，而几乎没有获得所需要的东西。在富有的家庭中，父母没有满足孩子交流互动的需要（如身体和情感的滋养），便属于这种情况。而每一次孩子表达在物质上的愿望后，他们都会被满足。成年的共依赖者也是一样，他们通常意识不到自己的需求。他们所能体会到全都是愿望。于是这样的成年人沉浸在自己的愿望中，而忽视了他们的需求。

例如，一位女士上瘾似的将金钱花费在衣服、汽车、旅游、美容用品上，从而获得她所想要的一切。但是她忽视了自己的需求，吃着不健康的食物，从不运动和体检。她可能尝试通过将钱挥霍在新衣服和美容上，从与售货员和化妆师的互动中获得情感需求的满足（花时间和他人在一起，获得他人注意）。

来到治疗中心的这类成年人，是很难治疗的，因为他们完全意识不到如何照顾自己的需求。我曾常常检查治疗中心患者的房间。那些将需求与愿望相混淆的患者的房间，看起来像一个五岁孩子的房间，乱得好像有一场龙卷风刚刚刮过一样。这样的人，不知道如何照顾自己。他们所懂得的是如何通过操纵别人来获得自己所想要的。

将需求与愿望相混淆的人，看起来好像无欲无求似的（因为他们并不知道自己需要什么），但是其实他们知道自己的愿望是什么，并能够获取自己想要的东西。但是这样的人常常会控制不住满足自己所谓的愿望，如赌博、性成瘾、花钱上瘾、过量摄入食物和饮品，或使用毒品。他们并非以健康的方式满足愿望，而实际上是在放纵自己。这些人觉得，"我就是要得到想要的。我不在乎代价，或不考虑我的需要""我需要放下酒杯，冲个澡，上床睡觉，但我还想喝酒——那就喝吧""我想试试这个毒品，只要我想要，就要试试""我需要停止继续吃糖了，因为我有糖尿病，但我还是想吃甜食。谁会在乎我的需要呢"或者他们可能并不会考虑自己的需要。

从行为上表现出接纳并满足我们的需求与愿望有多难

我一直不得不提醒自己注意，当我表现出依赖性很强的时候，要满足自己的需求。在康复的早期时，我独自生活且感知不到对食物的需求，直到出现了一次低血糖。我当时在减肥，并且逐渐患上了厌食症。在 36 个小时没有吃东西后，我最终在自己工作的梅多斯治疗中心的护士站接受治疗，向值班护士抱怨说自己感到头晕眼花。有一次她问我："你上一次吃东西是什么时候？"

我说："哦，36 小时之前吧。"

她说："皮亚，你得吃些东西。我给你拿杯橙汁来，但是你也知道，你需要开始吃些东西。"

我的回答是："什么？是吗？"虽然我是护士主管，若这样的行为发生在其他人身上，我能立刻看出其端倪，而当时的我却"听"不进去她的话。我那时感受不到自己对食物的需求和愿望，连这个最基本的需求都没有意识到。

其他对食物无需求无愿望的人会由于不吃东西而觉得饥饿，但就是不会花时间去吃东西。或者他们可能不知道如何吃得营养丰富且平衡。

被我忽视的另一个需求是穿衣。那时的我没有意识到自己需要更多的衣服。我的衣橱里几乎空空如也。一位关系如我母亲一样的人一直在教我如何与自己的依赖性需求协调合拍。一天帮我搬家时，她当面向我指出，我并没有什么衣服。她说："皮亚，你的衣服呢？"

我说："都在衣橱里啊，简。"

"没有啊，不在啊。"

"五分钟前我刚刚挂在衣橱里的啊。你去找，就会看到了。"

她回来后，说："皮亚，没有衣服在衣橱里啊。"

最终，我走到卧室，打开衣橱，然后说："简，这是我的牛仔裤，T 恤，一件不错的衬衫，一条裤子，还有五件工作服。"（我一直有足够多的护士服。）

她说："这可不够。"

"不够？什么意思？对于我来说足够了。"当时我确实不知道自己的需求是什么。后来，我变得依赖性很强，虽然知道自己需要衣服，但是并没有去买。现在我会去买新衣服，但依然会定期问自己是不是该去再买些衣服了。

我对接纳自己对身体滋养⊖的需求也有困难。在这方面无需求无愿望的我，因为我的丈夫帕特，开始逐渐认识到自己的需求了。当时我在厨房做饭，他坐在沙发上在做填字游戏，逗他的鹦鹉并看电视。由于这种状况已经持续几个月了，所以我来到客厅，要和他大吵一架。

就在我正要发火时，他说："为什么不坐过来，让我给你一个拥抱呢？"

我说："好吧。"我并不知道自己为什么这样做。我坐在沙发上，他拥抱了我一下后，我感觉好多了。回到厨房后，我有些困惑，因为确实感觉好多了，但是我没搞明白刚刚发生了什么。

站在炉灶前时，我突然意识到自己之所以要和他吵架，是因为需要他的一个拥抱，让我感觉自己比鹦鹉、电视和填字游戏更重要。我需要帕特带来的身体上的滋养，以显示我的重要性。因为没有意识到这个需求的存在，我才要挑起一场争吵，这样在我们和好后，我最终会获得一个拥抱。在我们的关系中，这种"无需求"的行为制造了许多混乱。

我生活中的最后一个例子是我的医疗需求。仅在脚上的去痛

⊖　特指对身体的接触和抚摸。——译者注

手术完成的几天后，我便讲了一天的课。虽然有绷带保护着我的脚，但我站站走走，足足有八个小时。后来在去机场的路上，我虽然已经一瘸一拐，但依然没有意识到疼痛。载我去机场的人注意到了我跛行的脚，建议去为我找一个轮椅。我拒绝道："我不需要。"

我当时已经吃过了止痛药，但药效时限早已过。随后加剧的疼痛让我无法行走。直到此时，我依然没有感到自己已处于剧痛之中。我没有意识到应当好好照顾还在手术愈后期的脚，也确确实实地没有意识到这是一项重要的需求。

核心症状五：难以适度地体验并表达自身的现实状况

不知道如何做到适度，恐怕是共依赖者在他人看来最明显的症状了。与经常走极端的共依赖者生活在同一屋檐下是一件很难的事情。换句话说，共依赖者看起来的确不知道适度为何物。他们或是全情投入，或是冷眼旁观，或是欣喜若狂，或是推心剖肝，如此等等。共依赖者认为，适度的回应表达是不"够"的。只有过度的才是足够的。在现实的四个方面上，都可以寻得此症状的踪影。

身体：许多共依赖者在穿衣着装上并不适度。一个极端是，他们穿衣是为了把自己的身体藏起来，用布袋一样的衣服把自己从脖子到脚都包裹起来，或者他们的着装会非常清淡无味，丝毫不会引起他人的任何注意。对经历过性虐待的人，包括乱伦与猥亵的幸存者来说，这种现象尤其明显。

另一个极端是，共依赖者会穿着过于艳丽，引人注意。或衣着轻薄裸露，又或过于紧身而令身体明显地暴露在他人面前。我发现，在有过被性侵害经历的共依赖者中也存在这种现象。

在外表上走极端，会涉及身材的胖瘦，以及在梳妆打扮上强迫性地保持整洁或邋遢的习惯。

思维：共依赖者的思维是非黑即白，非对即错，非好即坏的，并无灰色地带可言。在日常生活中，他们很难看到其他选项，正确答案只有一个。在人际关系中，共依赖者常常秉持着"你若不是完全地同意我，便是完全地反对我"这种信念。

他们处理问题的方式也是极端的。例如，如果乔治告诉山姆，山姆做的一些事情打扰到了他，山姆对这个问题的处理可能会是永远不希望再见到乔治，以避免惹恼乔治。

情绪：共依赖的核心与灵魂在于共依赖者难以感受并分享自己的情绪。共依赖者遇到的最大的困难是，无法以适度的方式感受情绪。他们很少感受到或根本无法感受到自己的情绪，而也可能感受到一触即发或撕心裂肺的情绪。

共依赖者能够体验四种自己感受到的现实。对于共依赖者来说，在识别这四种体验，并了解它们源于何处之前，生活可能会让他们十分困惑。

1. 成年人所体验的现实

成年人所体验到的现实是一种对自己的思维成熟且真挚的情绪回应。这不会让人的心理机能失调或产生共依赖。当你体验到它们时，这些感受的强度是适度的，是源于心中的。人们基于目前生活所产生的思维创造了这些感受。这样的体验让我们在日常生活中以成年人的样子行事。

2. 成年人体验到的被触发的现实

对于心理机能运转正常的成年人来说，被触发的现实是我们称之为"感同身受"的这一过程。作为一名健康的成年人，当他人与你分享感受时，你可能会感同身受，因为你能够体验到一些他正在感受到的。每个人都会被他人的感受所感染。比如，坐在你身边的朋友正在情绪激动地和你诉说她生活中一件痛苦的事情，作为另一个成年人的你，也会感同身受地体验到一些情绪。若她拒绝接受自己的痛苦，或没有对自己的痛楚负起责任来，可你依然能从她的脸上读到难过与悲伤，你依然会感同身受。但当你从朋友那里接纳了太多的痛苦，被她的情绪压垮，这便成了个问题，而这经常出现在内在边界感缺失或损坏的共依赖者身上。

所以，当你和另一个成年人身体挨得很近，而他的情绪很强烈时，或者拒绝接受自己的情绪时，以及不负责任地处理这些情绪时，你都会从这个成年人身上接收过多的情绪，而体验到被触发的现实。这些压倒性的感受经常会让你觉得崩溃；你会搞不懂这是怎么回事，因为这些情绪其实并不是你的。而若体验到的是一种低强度的感同身受，你的同理心便不会对生活造成影响。

3. 被封于童年的情绪

当体验到的情绪很少或毫无情绪时，人往往会觉得很安全。而这之所以会发生，可能是因为在被虐待时，孩子所体验到的情绪是极为强烈且痛苦的，所以他会关掉或"封"住这些感受，这样自己才能生存下来。

还有一种情况是，孩子可能因自己表达的感受而受到身体上或语言上的攻击。斯图尔特的父亲经常揍他。每当父亲发现斯图尔特在哭时，便会打得更重，并说："别哭哭唧唧的，有个男孩的样子！"所以斯图尔特学会了在挨揍的时候忍着，并切断与自己情绪的联结，从而避免被揍得更狠。而其中涉及的情绪常常包括愤怒、痛苦或恐惧。

当有过这种情绪被"封"住经历的成年人寻求治疗师帮助后，在打破自己对情绪的轻视、拒绝和幻想时，他常常会轻轻触碰到那已被"封"于童年很久的感受，这些感受便开始融化，并经常以眼泪的方式渗漏出来——首先仅仅是眼角的几个泪滴。这是非常令人震撼的情绪体验。这种感受几乎会把他压垮，同时又和其他成年人所体验到的感受不同，因为当这些情绪开始融化时，他会感到非常脆弱，如孩童一般。他想抗拒自己去体验这些古老的情绪。在这些情绪上，附着着来自童年的信息："我不能去感受这些，不然我会死的。"

4. 孩子从成年人身上背负的情绪

孩子从虐待他们的成年人身上也会吸收到不同的情绪，如羞耻感、暴怒、恐惧和痛苦。这些被称为"背负着的情绪"从童年起就背负在孩子身上，并一直进入成年。本书第 6 章会具体解释，孩子在被虐待时被迫接受情绪这一过程。这种共依赖者所体验到的现实，会令人难以忍受并失控。

学习去分辨这四种情绪体验，是共依赖者康复的重要一步。虽然你可能正在经历巨大的痛苦，但这也许并不源于你当下的思维。它可能是当下由他人触发的感受，或是封于童年而如今正在解冻的伤痛，抑或是自童年始便背负在身上的情绪。学会去评估你所体验的情绪是否是源于心中的、让人发疯的、使人脆弱的、令人如孩童一般的或令人崩溃和失控的，会帮助你理清自己所经历的这四种情绪体验。

行为：在共依赖者的生活中，极端行为可能包括信任所有人或谁也不信任，允许所有人触摸他们或根本不让任何人触摸他们。共依赖者的父母可能以过度严格的或放任自流的方式管教孩子。

以适度的方式体验和表达我们现实的困难从何而来

根据个人经验，我认为走极端的行为至少源于两种情况。一种是对抚养者极端行为的观察与反馈，另一种源自在原生家庭中"没有被听到"或被忽视的经历。

当孩子看到他们的抚养者在穿衣打扮上、对自己身体的态度上、思考和解决问题的方式上、对情绪的表达上、行为举止上有些极端时，他们会将其视为榜样而进行模仿。一些不喜欢自己父母的共依赖者确实做到了截然不同，但由于他们是以极端的形式对父母进行反抗的，所以他们的"解决方法"，也就是他们的行为，还是在走极端。

例如，克莱尔小的时候做了任何父母不喜欢的，哪怕是鸡毛蒜皮的小事，都会挨揍。所以当她长大成人后，暗暗告诉自己："我不会以同样的方式对待自己孩子。"然而她并没有以适度的方式管教自己的孩子，而是根本不对孩子进行任何教导，这导致她的孩子变得无法无天且难以约束，因为她不让他们遵守任何家中的规则。

在一些功能失调的家庭中，除非孩子以极端的行为引起注意，否则他们正常的基本需求会一直被忽略。只有极端的行为才能让抚养者回应自己的需求。而长大成人后，他们以夸大的方式表达自己，认为这样便会被听到和注意到。

从我丈夫的角度来说，我认为自己必须在很高的情绪水平上向他解释事情时，他才会理解并做出适度的回应。所以为了应对我的过分夸大，他会把我说的一切都先打个三折，从而抵消掉我的极端化。

以适度的方式在行为上体验并表达我们的现实有多难

在他人当面指出我的不妥或错误时，我注意到自己无法去适度地表达情绪。我总结这是"脸皮太薄"，因为自己常常会处于以下两种情绪状态中：若害怕别人当面指正，我会有强烈的无价值感，并流泪哭泣；若觉得自己比当面批评我的人更强大，我会走向另一个极端，迁怒于人。

曾经有一段时间，我的丈夫也是我工作的上司。每当来到他的办公室商讨我部门事宜时，我都会发现他坐在一张大办公桌的后面，耸着肩膀，撑着身子来应付我。从先前的经验中，他知道我要么会歇斯底里地哭喊，要么会怒视着他，仿佛我要跳过他的办公桌，拿起电话线，缠在他脖子上，再用听筒把他毒打一顿似的。而这都取决于在那天我凑巧处于哪个极端。

回顾我在婚姻中解决问题的方式时，我也会意识到自己极端的思维。婚后不久，丈夫告诉我，他不喜欢我在他喝完咖啡前就去洗咖啡杯。我脑中的第一个念头（并说出了口）便是："我们什么时候离婚？"

他说："我不是在说离婚，我只是在说自己的一个偏好而已。你能在我喝完咖啡之后再去洗杯子吗？"

我解决问题的极端方式正如其看起来那样古怪，我觉得如果问题出在我洗杯子太早了，那么最好的解决方式就是结束这段婚姻关系，这样一来这个问题就再也不会发生了。

几年后的某晚，我开始感到自己走极端的情况有了一些好转。我的丈夫说，他觉得我开了屋里太多的灯。因为他在批评我，所以我一头扎进强烈的无价值感中，开始流泪并觉得自己好可怜。他离开了房间，走到屋子后头去了。

接下来，我起身往房子前头的厕所走，边走边一路小心翼翼地关掉所有的灯。我的想法是："没人在这些屋子里，就不需要开着这些灯了。"之后我再去厕所时,所有灯都是关着的。我不想再开灯,因为我怕忘记关灯会让我再惹上麻烦。除了我之外,谁还需要开着灯呢?

几分钟后,我听到丈夫在黑暗中跌跌撞撞地来到客厅。我知道他很生气,但不知道这回是因为什么,直到我听到他打开了一些灯。发现我在黑灯瞎火的厕所里后,他显然非常生气。他没好气地说:"你是怎么回事?"

而我以在争吵中典型的好斗的共依赖者的语气说:"我要上厕所啊,不然你觉得呢?"

"这黑灯瞎火的,你上哪门子厕所啊?"

"去厕所不需要开灯啊。"

"又来了,皮亚,你太爱走极端了。要么把灯都打开,要么都关上。你知道什么叫凡事适度吗?"

我狼狈地回到客厅,缩在椅子上。随后,我有了一个好主意。我把灯的总数除以3,便得到了适度数量的灯。我认为对我来说,只开1/3的灯算是适度的。要是我的丈夫还是不喜欢这个决定,那我也没办法了。最终当我学着如何适度时,我接纳了自己的思维现实。

之后某晚,我丈夫回家后再次和我提到了灯的问题。我看着他,没有立即自艾自怜,而是说:"你看看,现在有8盏灯是开着的,我觉得不错。如果你不乐意,为什么不自己去关呢?"

他也看着我,笑了。我告诉了他我自己决定要开几盏灯的过程,而这是我康复中重要的一步。此后,虽然我还是做了一些奇怪的决定，但学会了在生活中的任何时候都不让自己立即进入极端状态。由于共依赖者通常没有体会过何为适度，所以他们可能需要使用一些与众不同或有创意的方法，才能让自己体会到适度的感觉。

"正常"一词具有误导性

在我看来，使用"正常"一词来形容康复是不准确的。正常的意思是"大多数人所做的"，而许多人的思维、情绪和行为并非是健康的。在美国文化中，通常被视为正常的养育子女的方式，其实对孩子的成长并非是最好的。所以，我并不使用"正常与不正常的行为"，而是用"功能实用与功能失调的行为"。功能实用的行为是健康且成熟的。

为了康复，走到与功能失调行为相对立的另一个极端的人，是必然会感到失望的。因为与功能失调行为相对立的另一个极端是更加功能失调的行为，而非康复。功能实用的行为处于两种极端中间。

在你开始体验到好转，并能够适度行事之后的很长一段时间内，你会都觉得自己哪里做得不对。实际上，当我特指康复的这一个方面时，会用"适度"一词，而并不会用"功能实用"一词。我们都知道，如果酗酒者不再喝酒，那说明他至少是在康复过程中的。与此类似，若一个共依赖者能够以适度的方式表达现实，那么他确实是已经有所好转了。

第 3 章

这些症状如何毁掉了我们的生活

· ○ · ○ · ○ · ○

　　许多共依赖者认为，他们的那些过度反应或被封于童年的感受，是他们本来的样子，而他们会寻找一些技巧或社交手段去帮助自己克服这些人格上的怪异。

从自身的康复过程中我意识到，上一章提到五个核心症状曾经毁掉了我与他人以及我与自己的关系。我识别出来的毁坏方式有以下几种。

- 伤害性地控制他人：为了让自己舒服，我们允许自己去决定他人的现实。
- 怨恨：当自己的自尊心被打击，而使我们感到羞耻时，我们会有通过报复获得平衡的心理需求。
- 被扭曲或缺失的信仰：无法或很难与更高的精神力量建立连接。
- 逃避现实：我们对某物上瘾，使用身体或精神疾病来避免直面生活中的事件和对我们至关重要的人。
- 缺乏保持亲密关系的能力：我们很难将真实的自己分享给他人，也很难允许他人向我们分享真实的自己，我们会打断他人分享的过程或更改其分享的内容。

以上这些都破坏着我们的生活，它们可以被称为共依赖的间接症状，因为每一个间接症状背后都可以找到一个或多个核心症状作为原因。核心症状影响着共依赖者的内在，间接症状影响着他们与他人的关系。

伤害性地控制他人

我相信共依赖者的挫败和困惑感主要来源于他们试图去控制他人的现实，并放任他人的现实控制自己。我们在上一章提到过，人的现实由身体、思维、情绪和行为组成。当我们能够将自己的现实和他人的现实区分时，人际的控制是"有益"的。这种有益的控制（换句话说便是自律）是我的外貌、思维、感受、做什么与不做什么，这些都由我自己决定。心理健康的人在符合自身利益的前提下，能够"掌控"自己的现实，了解它，接纳它并体验它。有益的控制是康复——伤害性控制的反面。

当我允许自己去决定他人应该如何打扮（包括穿衣和体型），应该如何的思维和感受，以及做什么或不做什么时，伤害性控制他人现实的现象便会发生。

从另一角度说，允许他人控制自己也是伤害性控制的一种。每当我无法决定自己的外貌、思维、感受、做什么或不做什么，当我允许他人控制以上任何一种现实时，我也是伤害性控制的参与者之一。

比如，杰克的邻居生病了，干不了体力活，于是杰克跑过去帮忙。首先他将一些树皮肥料铲到独轮车里，以便之后将其运走，铺到树下。这时邻居走过来和他说："杰克，你别着急，慢一些。你铲这么快会累坏的，这样你可就别想干完这些事了。"此时，邻居在试着控制杰克的行为，告诉他应该以多快的速度铲肥料。

　　杰克笑笑说："别着急，我心里有数。权当锻炼身体了，我感觉还挺不错。我肯定能干完这些活。"杰克使用他的内在边界感做出回应，来控制自己的想法，决定以何种情绪去回应邻居，以及以何种速度铲肥料。他既避免受到邻居的影响控制，还能以礼貌且愉悦的方式告诉邻居自己的状况。

　　如果杰克没有内在边界感的话，便不会拥有自己的想法，并平静地将其分享给邻居。他要么会使用愤怒情绪壁垒，对邻居恶言相向，要么放慢干活的速度，允许自己被邻居影响控制，同时感到愤怒却又不敢表达。在这两种情况下，杰克都默许邻居来控制他的行为，而杰克也成了伤害性控制的参与者之一。

伤害性控制与核心症状

　　不恰当的自尊水平：当我无法尊重自己且发现你对我有意见和看法时，我便尝试去控制你对我的看法，这样我的自我感觉（或者说是自我尊重）就会变得好一些。控制你的想法的形式有争辩、合理化或拒绝承认支持你观点的证据。

　　破损的边界感：当我没有良好的边界感时，便无法分辨自己的现实止于何处，而他人的现实从哪里开始。自我的现实与他人的现实搅在一起，让我觉得自己能知晓他人如何思考、如何感受和行为，因为他人是自我延展的一部分。而这可能会令他人很恼火。另外，我也可能认为自己可以理解他人的想法和感受，从而根据他人对我的看法的感知来选择自己的行为，这样一来便会被他人所控制和影响。

　　我的边界感在哪方面是缺失的，我便会在哪方面允许自己去控制他人的现实。如果我的外在边界感是缺失或破损的，那么我会觉得在身体上或性上损害他人是无可厚非的。例如，我以自己喜欢的方式触摸你或与你保持距离，只是为了让自己舒服，而根本没有考虑你的感受。还有一个极端是，我不会告诉你，你可以离我多近或者你是否可以碰我，在这方面我不会为自己着想。此时伤害性控制发生于以下两种情况：①未经你的允许，我便私自决定我可以如何对待你的身体；②允许你来告诉我，你可以如何对待我的身体，即使这样对我没有好处。

　　如果我的内在边界感是破损或缺失的，将会出现两个极端：①我允许自己去告诉你该去想什么、感受什么、做与不做什么；②我相信必须由你来告诉我，我应该想什么、感受什么和做些什么。

　　接纳现实的困难：当我不知道自己是谁的时候，我可能会期待丈夫来替我决定我是谁，而他或许根本没有意识到我对他的这种期待。与此同时，我必须控制他眼中的我是什么样子的，从而满足他对我的期望，并仍然做我想做的自己。这听起来可能有些荒唐，但是我们许多人试着说服他人去相信我们是某种类型的人，以让我们相信自己确实是那样的人。

　　满足需求和愿望的困难：如果我无法满足自己的需求和愿望，那么将尝试通过控制你的行为，迫使你来理解我，并满足我的需求和愿望，使之得到满足。我也常常会愤怒或责怪你不够关心我，不够理解我，没有满足我的需求。

伤害性控制的定义中存在三个例外情况。首先，父母必须去影响他们孩子的现实。当一个孩子的穿着、想法或行为不恰当时，家长必须帮助孩子学会以更恰当的方式表达。也许从表面上看，这看似属于伤害性控制，但带有良好愿望，以尊重和适度的态度去影响孩子，是为人父母的职责之一。

其次，当人们购买心理咨询师的服务时，他们是在购买咨询师影响自己现实的能力。咨询师的工作是以他们的观点告诉来访者，来访者的外貌、思维、感受和行为从某些方面讲是被扭曲的。咨询师此刻的工作是去影响来访者的现实。这看起来像是属于伤害性的控制，但由于其具有明显的治疗性质，所以并不属于此范畴（当然，若咨询师表现出某些虐待或冒犯的行为，则除外）。

最后，当你向他人（如伴侣或朋友）询问他们对你的看法和观点时，那么这个人则得到了你的许可。这并不属于伤害性控制，因为你允许这个人用他的观点影响你的现实。

怨　　恨

怨恨是指你觉得自己受到来自他人的伤害时所感到的愤怒，也可以被称为"受害者愤怒"。当我认为某人是我所受痛苦的始作俑者时，伤害和报复便成了我对自己做出弥补的手段，而怨恨让我紧紧抱住这种心理需求不放。我所怨恨的人成为某种高于我的力量，因为我强迫性地想起他对我做的一切，不断地考虑着我如何才能和他扯平，而这些思维过程不断地在我的脑中制造羞耻和痛苦感。

然而当我下定决心展开报复和惩罚时，结果会适得其反。剧烈的愤怒感、进行报复和惩罚的心理需求，不仅让那个伤害并触发我的羞耻感、伤痛和愤怒的人离我而去，更会让我和那些希望与我亲近的人渐行渐远。而其导致的孤寂和隔离感会引发更多的羞耻感、痛苦和愤怒。在我看来，进行报复与惩罚的心理需求源自我相信若我能够彻底地对他进行惩罚，便可确保这段痛苦未来不会在我身上重演。这种不成熟的想法发端于我的童年，因为那时我还无法保护自己。但作为一个成年人，我具备照顾自己的能力。我必须把自己的思维从不成熟地去幻想进行报复，转换到更理性地思考整件事情的来龙去脉上。

我相信每个人都在自己的生活中做着自认为正确的事。我们受到伤害，往往是因为伤害我们的人的行为是在照顾他自己，而不是有意在伤害我们。这样的人通常不会意识到，他们在以冒犯且不恰当的方式照顾自己。然而我们坚信他们是可以意识到的，他们是故意伤害我们的，而这是一种不成熟的思维方式。随着长大成熟，我们会逐渐接受一个事实：其实他人的行为和想法并非总是因我们而起，或以我们为中心。如果我们能够理解，大多情况下，他们只是在试着满足自己而已，那么便不会为了自我保护而对他们进行报复惩罚了。这样的人在身边时，我们也可以使用自己对现实的理解（我们的思维、感受和行为）以及边界感，用最利己的方式满足自己。例如，若他人以任何理由破坏或侵入我们的边界，我们都可以不再与他分享自己的信息，不再花时间与其相处，让这样的人远离我们的生活。

原谅一个伤害过我的人，意味着我放弃了报复与惩罚的心理需求，这样我的心里会好受一些。换句话说，我不一定一直要让这个人在我的生活中，使我通过与其争斗不休的方式来保护自己，并在这个过程中继续受到伤害。这不代表我认可这个人的所作所为，而只是说明，我只是承认接纳了自己的感受，不再在自己的脑中反复重播这件事，且放弃了报复和惩罚的念头。

怨恨与核心症状

不恰当的自尊水平：如果我感到他人对我有所冒犯（无论这个冒犯是真的还是想象的），我的自尊感便会受到打击，从而引发羞耻感。其原因在于，我觉得被如此对待，就好像我是一个毫无价值的人。然后我就非常需要去惩罚他人，从而恢复自己的价值感。因为我很难发自内心地感受到价值，便寄托于通过报复或贬低他人找回那被夺走的自尊感。

若我自觉高人一等，并感到被人侵犯的话，我便会坚信自己有权利发怒并进行回击，这样才能纠正他人的这一错误行为。

破损的边界感：若没有边界感，我会常常被侵犯，因为我没有力量阻挡这种情况发生。每当感到自己的边界感被侵犯时，我就会愤怒、恐惧和痛苦。而这也是怨恨和报复心出现的时候。如果边界感的功能完好，能让我免于侵害，那么我就不会屡屡暴露在怨恨情绪之下了。

当侵害者比我更强大时，即使拥有健康的边界感也不会让我免于被侵害。我可能会感到痛苦、恐惧和愤怒。但怨恨（即去报复和惩罚的愿望）与痛苦、愤怒和恐惧是不同的；我若已在康复过程中，则是可以避免感到怨恨的。

接纳现实的困难： 此症状至少可以通过三种形式导致我的怨恨感。首先，作为一个共依赖者，我常常有不准确的或扭曲的思维，即在与他人的互动过程中，我常常会产生误解，认为自己被伤害或冒犯，即使实际上并没有。这种扭曲的思维大大地增加了我体验到怨恨感的机会。只要有人伤害或冒犯了我，我必会怀恨在心。

其次，若我很难弄清楚自己的想法或感受是什么，或即使知道自己的感受和想法是什么，也很难表现出来，那么我便无法充分认识到自己是如何被他人的行为影响的。当我觉得自己受到伤害时，可能会感到痛苦、恐惧或愤怒，而却无法将其识别或健康地表达出来。那个人"就该"受到惩罚，或我"本就该"去报复，这样的想法会存在于我的潜意识中。若我没有意识到自己的这些与怨恨有关的思维的话（因为我搞不清楚自己在想什么），就会表现出针对施害者的令人困惑的念头、不合情理的感受和充满敌意的行为。

最后，当我无法接纳对自己的评价时，我便会用他人对我的看法来定义自己。若他人对我的看法和我所希望的不同，我会有怨恨感。比如我刚剪了头发。因为我无法接纳自己的想法（新发型还不错），所以除非我的丈夫也喜欢，否则我是高兴不起来的。但他也可能说并不喜欢我的新发型，而这会削弱我的自我概念，使我更加依赖他的观点。之后，我可能会伺机通过贬低或批评他来报复扯平，因为他说不喜欢我的新发型，毁掉了我本来该体会到的愉悦感。由于我很难去接纳自己的现实，所以新发型带来的喜悦和自己与丈夫的关系都被破坏了。

被扭曲或缺失的信仰

信仰是一种与更高的精神力量相连接的体验，而这种精神力量能为我们提供接纳、指导、慰藉、安宁、慈悲，或治愈、爱和非破坏性的创造力。人无完人，但许多人一直觉得自己本该是完美的；不完美时，自己便是有缺陷的或下等的。但当我们能够接纳"我们是不完美的"这个概念，且认识到这才是我们本来的样子时，我们会说自己是"完美地不完美的"。

我相信，当我们将自己的不完美分享给他人，并倾听他人把自己的不完美分享出来时，我们会有"我是完美地不完美的"这种体验，这是一种痛中带乐或乐中带痛的感觉。这种痛与乐掺杂在一起的体验，让我们与他人、与高于自己的超越理解的精神力量建立起连接。

我们在信仰上的障碍可能以两种方式表现出来：①我很难体

验到高于自己的力量；②我很难和他人分享我是谁，或很难倾听他人是谁。这两者相互联系，通过以下的方式表现出来。

当我能够承认自己的不完美，将其分享与他人，接纳自己本来的样子（即一个完美地不完美着的人）时，我便能体会到和更高力量的连接感。认识到自己的不完美和问题，我依然可以向更高的力量寻求帮助和指引。

向自己分享自己的不完美意味着，我承认虽然我是不完美的，但我是有价值的，并喜悦于这份自我价值；同时，当我意识到自身的不完美在人际关系中对自己和他人造成麻烦时，我也会感到痛苦。

当我无法接纳自己是一个"完美地不完美的"人，而认为自己是有缺陷且低人一等时，我是无法接受信仰的。认为自己是完美的（或否认自己是不完美的）的人做起事来，犹如自己是神一样；而相信自己的不完美是病态的人，无法忍受将这份不完美分享给任何人，因为这种现实太可怕：任何知道的人都会将我抛弃，包括我的信仰。

被扭曲的或缺失的信仰与核心症状

不恰当的自尊水平：若我们相信自己是没有价值的，是"不如别人"的，便可能觉得自己没有资格与他人或者某种更高的精神力量建立连接；当承认并试着去分享自己的不完美时，巨大的羞耻感是我们无法忍受的，这种羞耻感让我们觉得自己与他人及

信仰都是格格不入的。如果我们自大且狂妄，那么我们便是自己
的神，而不再需要来自外界的信仰了。无论哪种，我们都毁掉了
自己在信仰之路上的康复。

接纳现实的困难： 当我们能够将自己的不完美分享给他人，
并倾听他人分享自己的错误时，才会拥有精神上的信仰体验。与
一种更高的精神力量建立连接，会令人感到滋养，并帮助我们处
理自身的不完美。而若我们没有理解如何接纳自己的现实，这便
不可能发生。因为此时我们对自身不完美的看法是扭曲的，或我
们根本无法去触碰这份不完美。

逃避现实

童年被虐待的经历，会让我们在成年后花费大量的能量去逃
避过去那些令人难以忍受的现实。然而，这些令人不愉快的现实
终归还是组成了我们的一部分。从一个层面来说，我们知道和感
受到的都是我们曾经就知道和感受过的——即使我们无法直面和
描述它。而正是这些被压抑的过去，使我们倾向于逃避当下不愉
快的感受。

共依赖者虽然有成年人的身体，内心却是不成熟的，我们
的内在感受和思维是不成熟的、可怕的、令人困惑的。貌似成
人的外表与内在现实之间的差距，让我们体会到难以消化的压
力和痛苦。共依赖者常常游荡于成瘾、身体病痛或精神疾病之

间，以此来自我医治或除掉痛苦的感受。

成瘾

我认为对于有些人来说，成瘾问题是共依赖核心症状的副产物。任何一种能让人从无法忍受的现实中解脱出来的过程，都会让人上瘾。能让我们从痛苦中解脱的毒品、酒精或某些行为，会成为生活中最重要的事，它们会占据生活中越来越多的时间和精力，让我们无暇顾及生活中其他重要的事情。而最终，这些给人带来解脱感的东西或行为会给人带来伤害，而我们常常选择忽视，因为我们不想放弃这枚缓解痛苦的药。通过发展出一个或多个成瘾习惯，我们学会了自我医治这令人无法接受的现实，而这些习惯终会变成破坏力极强的生命体。

酗酒、对化学药物的依赖、暴食和其他成瘾习惯本身就是一类疾病，但有的酗酒、吸毒、暴食等是由共依赖引起的。我相信，共依赖者可能起初会使用酒精、毒品、食物以及其他强迫性活动来医治自我面对现实时所感受到的过量痛苦，而这是非共依赖者无法体会到的。之后，共依赖者便可能会对这些东西上瘾，因为这能缓解由共依赖产生的痛苦和羞耻感。

我强烈建议，正在从化学药物成瘾中康复的人，应该看一看自己是否既是共依赖者又是成瘾者。如果成瘾者没有意识到共依赖在自己生活中扮演的角色，不认为自己有必要从中康复，那么成瘾问题也很难有好转。即使酗酒者或成瘾者成功地远离了酒精和毒品，他们的生活可能依然是痛苦的，除非他们的共依赖和成瘾都有所好转。但是，在康复过程中，重要的是首先要戒瘾，因为这样一来，各种各样曾经被缓解的情绪就能浮现出来，从而被体验、被处理。

躯体症状

如果出于某种原因，我们没有纵容自己使用成瘾来缓解痛苦的话，这些没有被接纳且没有被医治的感受将会以某些更加不易察觉和追踪的形式表现出来。《精神障碍诊断与统计手册》将这些压力的躯体症状表现称为躯体症状障碍。这些症状通常是慢性的，而且医生通常也找不到病因。对许多人来说，这样的症状会一个又一个地接踵而至。我认为，避免接纳痛苦现实而使我们感到的压力，以及不知道如何去恰当地体验和表达我们的感受，一起制造了这些躯体症状。

心理疾病

童年所经历的现实可能是极度可怕和让人痛苦的。为了继续生活，有的人必须向自己隐瞒且抑制对于那段现实的感受。从某些层面来说，这样的人非常害怕让这些令人痛苦的现实进入他们的意识层面，因此他们无意识地"重建"了自己的心理世界，以一种扭曲的方式避免去触碰并处理这些现实时所感到的痛苦。而这些"重建"便表现为心理障碍和精神疾病行为。"重建"过程的要义在于,如果我们不用生活在一般人所接受的现实中,那些过去发生在我身上的、难以面对的可怕现实,于我而言便是不存在的。如果它确实发生了,那也不再重要了。

逃避现实和核心症状

不恰当的自尊水平:人可能会通过成瘾来医治觉得自己不如他人的痛苦。自大浮夸的人也可能使用成瘾来避免由孤独感和羞耻感带来的痛苦,因为这种痛苦会击碎其高大的形象。

接纳现实的困难:为了避免了解和感受自己曾经和当下的情绪,我要使用成瘾来进行自我治疗,我的身体也可能通过躯体症状将情绪表达出来,或对某些现实视而不见。

缺乏保持亲密关系的能力

共依赖者的一个特点便是很难与他人(以及他们自己和信仰)建立良好的关系。亲密关系意味着我能够与你分享我的一切,也允许你与我分享你的一切,同时彼此都不会去试图改变对方。亲密关系也意味着交换。一方在给予,另一方在接受。有时候,这是同时发生的。当我对你说"我可以抱你一下吗"时,我也走向你,并给你支持。当我说"你能抱我一下吗"时,我是在请求你靠近我，与我亲密起来。在一次拥抱中，我们彼此都在身体上有亲密接触，但一方是给予者，另一方是接受者，这取决于是谁提出的请求。

亲密的交换可以在现实的各个层面上体现出来：我们可以彼此交换身体上的触碰，既可以是与性有关的，也可以是充满爱意的。我们也可以分享自己的想法和感受。通过向他人告知我们做过什么和没有做过什么，我们也可以分享自己的行为。

缺乏保持亲密关系的能力与核心症状

不恰当的自尊水平：如果处于"我不如人"的位置，我会相信你比我更重要。当拿自己与你做比较时，我会觉得低人一等，所以我无法以一种亲密的方式与你分享自己，因为害怕你终会发现我是多么不堪。如果处于"高人一等"的位置，我常常会评判和责备你，你会觉得做自己是不安全的，与我建立亲密关系是危险的。

破损的边界感：在一段关系中，无论我是受害一方还是施害一方，亲密感都会受到阻碍。同时，我也无法聆听你是谁，以及倾听你心目中的我是谁，或在没有内在边界感的情况下分享我自己。

接纳现实的困难：如果我无法确认自己的所想、所感和所做，便无法与你分享我自己。如果我需要你来定义我，我便是在试图改变你的所想、所感和所做，从而得到我所希望得到的对自己的定义。显然，这种不诚实的、充满控制的行为，是发展真正亲密关系的障碍。

满足需求与愿望的困难：如果我过于依赖和依靠于你来满足自己的需求和愿望的话，亲密关系将会停滞不前，因为这样一来，你便成了我的抚养者，而我会变得依赖性很强且孩子气。这样的关系便变成了亲子关系，而我们便无法在成年人的层面上和彼此建立连接。

若我过于独立，从不向他人求助，亲密关系则会被阻碍，因为我无法和你分享我的需求与愿望。如果我感受不到自己的需求与愿望，便是没有满足自己。我脱离了和自己的联系，越来越少和他人分享我自己。

以适度的方式体验并表达我们现实的困难：如果我用自己强烈的情绪对你进行狂轰滥炸，让你承受我极端的手段，或用奇怪的行为威胁你，那么亲密关系是无法成长的。我虽然在与你分享我自己，但这个过程太强烈太恐怖了，而让你觉得我在试图改变你，而这与真正的亲密行为是互相矛盾的。去理解一个情绪如此强烈的人给你带来的压力，会让亲密关系无落脚之处。如果我让你感到无聊，用寡淡的情绪将你拒之门外，亲密关系也会枯竭而亡。如果我的思维、感受和行为都在一个不成熟的水平上，会令一段浪漫关系演变成一段假的孩子–家长的关系，让成人水平的亲密关系化为泡影。而若我以过于成熟和非常克制的方式做事、思考和感受，一段浪漫的关系也会演变成假的家长–孩子的关系。成年人之间的亲密关系依靠的是自发、开心、尊重和许多其他在极端化的生活中不会存在的东西。

这些毁掉生活的症状，源于我们的哪些经历

为了从共依赖中康复，我们很有必要去审视这些症状的源头，去理解它们在我们生活中所展现的力量。许多共依赖者认为，他们的那些过度反应或被封于童年的感受，是他们本来的样子，而他们会寻找一些技巧或社交手段去帮助自己克服这些人格上的怪异。但我相信，审视自己的过往，认出最初体验到此强烈情绪的那个事件，找到接纳和释放这些情绪的方法，能够让我们从这种极具破坏性的循环中解脱出来，使生活不再那么痛苦和难以控制。

本书的第二部分将探讨孩子的天性，并描述健康与病态的家庭如何影响孩子的成长和成熟的过程。接下来，你可以开始考察自己的童年经历，寻找那些让你成为共依赖者而非成熟成年人的事件了。

孩子出生时具有五种天生的特性，使其成为真正的人：孩子是宝贵的、脆弱的、不完美的、依赖的、不成熟的。

第二部分

孩子的天性

第 4 章

健康家庭中可爱的孩子

○ ○ ○ ○ ○ ○ ○

　　健康家庭的标志是，孩子既没有被过度保护，也没有缺乏保护，而是被保护免于受到来自他人的侵害行为，且孩子在家长的协助下建立起牢靠且灵活的边界感。

　　孩子出生时具有五种天生的特性，使其成为真正的人：孩子是宝贵的、脆弱的、不完美的、依赖的、不成熟的（见表 4-1）。所有孩子都带着这些特性来到世上。健康的父母会帮助孩子恰当地发展这五种特性，从而成长为成熟且健康的、对自己感觉良好的成年人。

表 4-1　从孩子到成年人，天生特性的发展

孩子的天性	成熟的成年人的特性
宝贵的	尊重自己的为人
脆弱的	带着适度的脆弱，与人建立亲密关系
不完美的	舒服地自处，且能对他人造成的影响负起责任
依赖的（黏人的、需求多的）	能照顾好自己，并与他人相互依存
不成熟的	能克制自己且有自发性

　　此外，还有三种特性使孩子正常地成熟，或在非常艰难的环境中坚持并存活下来：①为了内在的成长，孩子必须以自我为中心；②他们充满了没有边界感的能量，以帮助他们努力地成长；③他们有良好的适应能力，因此可以不断地调整改变自己，轻松地经历成熟的过程。一个健康的家庭能接纳孩子的这些特性，并在孩子成长的不同阶段中支持他们。

孩子是宝贵的

　　一个健康的家庭对家庭成员和外人的重视程度不会超过对孩子的重视程度。孩子的出生本身就使其具有宝贵性。他们不

必做任何事来取得在家中的价值。但健康的家庭也不会将孩子置于其他家庭成员之上。所有家庭成员同样重要，或都具有内在价值。

在生命的初始，孩子根本没有任何自我概念，他们就像一块白板："如何生存"的课程将会在上面得到书写。在人格的发展方面，他们还没有任何行为模式可言。他们通常首先学习如何与妈妈互动，随后是与妈妈和爸爸一起互动。孩子会吸收父母对他们的尊重，将这种尊重内化，形成自尊的基础。健康孩子会以父母尊重他们的方式尊重自己，而这种尊重基于他们的存在本身，而非他们的"所作所为"。他们知道："我生来便是被珍爱的。我是不错的。我是足够好的。"

健康的家庭如何支持孩子的价值

鲍比出生在的一个健康的家庭中。父母非常珍爱他，长大成人后，他也能珍视自己，创造自己的内在价值感。这来自父母健康且恰当的训练。

例如，某晚鲍比的妈妈平和且坚定地说："现在是八点半，该睡觉了。"

鲍比说："我还不想睡觉呢。"

妈妈回答说："我理解你并不想睡觉，但你需要睡觉了，因为你现在只有八岁，需要很长的睡觉时间。你明天会很忙。虽然我理解你不想睡觉，但我也知道对你来说这是正确的事。不想睡觉并没有什么不对。你有几种不同的方式去睡觉，你可以选择你想要的方式（例如，你独自去睡觉，或我也可以帮助你）。"

我将此称为与孩子分享权力。父母应避免从不健康的立场向孩子说"不"，对自己说"可以"，这相当于对孩子说："你只能按照我说的做，不能做自己想做的。"在抚育孩子的同时，也要给孩子一些选择的自由（准时睡觉、确保足够的睡眠是对孩子的抚育），这是分享权力的方式，能避免父母和孩子之间的冲突。

在这个健康的家庭中，通过以下几方面，我们能看出妈妈的回应是充满尊重的：

- 她表达自己理解孩子的希望和感受。
- 她给出了规则及理由。
- 她告诉孩子，她会帮他执行规则，并就他将如何去睡觉给出了几种选择。
- 她言出必行。执行规则时，她在行动上很坚定，但不会对孩子造成伤害。她或将他提起来，扛到卧室，或拉着他的胳膊，陪他一起到卧室，并坚持要他到床上去。
- 对于要上床睡觉的消息，如果鲍比的回应并不积极，那么由于睡得太晚而没有足够的睡眠，他在第二天可能引发一些不愉快的后果。这些后果要根据家庭规则，与他所做或未做的事情的类型相配。如，由于前一天晚上没有足够的睡眠，他也许在放学后不能做某些事。

　　由于这规则是人定的，讲得通，且有理可循，所以家长依然是在养育孩子的，换句话说，是在坚持让孩子照顾好自己。由于鲍比的妈妈以尊重且有计划的方式对待他，给他一种价值感，所以鲍比开始发自内心地尊重自己，开始发展出自尊心。

　　此外，鲍比认识到，在生活中面对困境时，他是有选择的。而许多共依赖者已经没有了选择的概念，相信自己在某件事上已经"没有选择"可言。鲍比也知道了，权力是可以与他人分享的。在之后的生活中，如果鲍比结婚了，若他与妻子就某件事无法达成共识，他们可以协商讨论不同的选择，如何就这件事分享权力，找到折中方案。

孩子是脆弱的

　　孩子并没有成熟发达的边界系统，不得不依靠父母来保护。他们非常脆弱，需要抚养者在身体、性、情绪、智力和精神上给予保护。在受到抚养者的保护，并体会到自己的脆弱后，孩子开始学着如何保护自己，并选择在安全的时候、在关系中表现出自己脆弱的一面。这里所说的保护是指抚养者既要识别和尊重孩子对自己身体、思维、感受和行为的权利，也要在他人（例如，邻居、老师或年长一些的孩子）做出伤害孩子的行为时，用健康的方式引导孩子认识现实。抚养者不应站在施害者那边。

　　同时，孩子也会看到父母脆弱并敞开心扉的一面，他们会从中学到如何在合适的时间，带着健康的边界感和他人建立亲密关系。

健康的家庭如何为孩子的脆弱提供保护

苏珊的父母是心理健康的成年人，他们的边界系统允许他们以恰当的方式对待孩子。边界感保护着苏珊的现实，苏珊的父母从不责骂或打她，且能够在身体、性、智力、情绪和行为上以恰当的方式与她相处。父母双方都付出了巨大的努力，展示出自己的边界系统，这样苏珊也将发展出一套边界系统保护自己。

健康家庭的标志是，孩子既没有被过度保护，也没有缺乏保护，而是被保护免于受到来自他人的侵害行为，且孩子在家长的协助下建立起牢靠且灵活的边界感。苏珊在成长的过程中，目睹自己的整个边界系统被塑造的过程。她发展出了自己的边界感，能够在合适的时间向他人敞开心扉，以脆弱的一面示人，但在面对他人的侵害时，也能自我保护。

边界系统也防止苏珊侵犯到他人。苏珊的父母教育她，她对他人的影响既可能是积极的，也可能是消极的。她懂得在与他人分享自己的现实时，要敏感且表现恰当，也明白正如她有权利保护自己的现实一样，他人也具有同样的权利。

孩子是不完美的

将孩子的不完美纳入讨论是非常重要的。孩子是容易犯错误的——他们不断犯错误，不断学习和成长。他们比成年人更加不完美。在现实生活中，他们没有机会和经验去了解如何面对自己的不完美，如何把事情处理得更加恰当。

但我在这里想强调的是：在健康的家庭中，每个成员都是不完美的。不完美是人性的一部分。我也告诉我的患者："谁的屎都是臭的。"你是人，就意味着你是不完美的。

一个健康的家庭如何支持孩子的不完美

在健康的家庭中，每个人，特别是父母，都知道没有人是完美的。健康的父母接受自己会犯错误的事实，并且不会将自己塑造成家里至高无上的权威。他们知道自己必须为那些不恰当的行为负责任。所以当父母犯错误时（他们必然会犯错误，因为他们也是不完美的），并且对家中的一个或多个孩子造成负面影响时，父母会主动做出纠正弥补——正如健康的成年人会对受到自己行为负面影响另一个成年人做出弥补一样。向孩子承认错误、道歉和做出弥补是很有必要的。父母言传身教，让孩子明白每个人都是不完美的，这很正常，父母便接受了孩子是不完美的这个事实。如此一来，当孩子犯错或伤害到别人时，也能学会弥补错误。

举一个我的两个儿子打架的例子。我对打人的儿子讲，我们家不接受打人、踢人或其他恶意的行为；同时安慰他，让他知道自己是家里重要的一部分。接着向他解释，要为自己的行为负责，并做出弥补，试着下决心不再做出暴力行为。他当时并没有道歉的心理准备，我便给了他足够的时间去做这个决定。最终，他道了歉，并且一直努力培养身体的边界感，不用暴力解决问题。

健康的父母也需要有足够的洞察力，确保孩子在没有犯错的情况下不必做出弥补，并有能力判断孩子是否真的应当道歉。孩子有时会觉得自己没有欺负同伴，但家长会不明情况，颠倒了是非。考虑到孩子都有善于操控他人的一面，"被欺负"的孩子有可能歪曲实情，以致最终免于弥补和道歉。

举个例子，小朱迪是个有点害羞、不善言谈的孩子；姐姐翠西的性格十分外向，爱挑衅。当朱迪生翠西的气时，也许不会直接表达出来，而是用其他更加含蓄的方式展现自己的不满。比如玩完翠西的泰迪熊后，就"不记得"放哪儿了，其实她当时还记得。朱迪知道自己这样做时，翠西便情绪崩溃，大发脾气。翠西再也控制不住自己的情绪了，朝朱迪喊道："你最好还我泰迪熊，不然让你好看！"说完狠狠地打了朱迪手臂一下。腼腆的小朱迪非常无辜且伤心地站在那里，沉默不语。这时，父母需要对每个孩子有足够多的了解，才能还原孩子的行为和事情的始末。如果翠西说"不，我才不道歉，是她先招我的"，那么健康的父母就需要对此加以注意。弄清事实之后，父母会让两个孩子都对对方做出适当的弥补和道歉。父母要引导翠西用更易被他人接受的方式来表达愤怒，而非喊叫和打别人，而朱迪要学会，故意隐藏或"遗失"另一个人的物品，和打别人一样，是不合适的表达愤怒的方式。

我不会假装说，在现实生活中，处理经常犯错的孩子之间的纠纷很容易。但是我会说，以公平和直接的方式处理孩子的不完美，并对自己的错误做出弥补这一过程本身就是健康的，即使没有哪个父母能做到完美。

朱迪和翠西除了学习到如何处理自己和他人的不完美外，也懂得了如何去遵守规则，以及不遵守时会出现什么后果。但是当她们违反规则时，"她们自己"并不是被责骂的对象，这传达给孩子的信息是，尽管她们的行为是不完美的，但依然是出色且被珍爱的人。她们自身的价值不会成为被争论的问题，她们不会由于自己的不完美而被过分羞辱。

我的意思并不是，孩子可以不遵守规则——当然他们要对自己的行为负责。如果朱迪弄丢了翠西的玩具，父母要教她如何去寻找，若找不到，要教她如何还给翠西另一个玩具。如果她碰洒了牛奶，父母要教她怎么打扫干净。若翠西对她的妹妹横眉怒目，那么她要学会如何在不动手的情况下表达愤怒。若翠西在玩垒球的时候，打碎了邻居的玻璃，父母要教会她如何道歉并为邻居换新玻璃。通过这种方式，朱迪和翠西能成长为尊重自我的成年人，能够接纳自己的不完美，并从内心体会到自我价值感。他们知道自己是美好的人，是有缺陷但依然美好的人，这是不必争论的。

我认为，父母能身为榜样，以恰当的方式看待处理自己的不完美，是极为重要的，因为只有当父母认识到自己作为一个成年人的不完美，接纳这些缺点，将过失与脆弱展示出来，向孩子和其他家庭成员做出弥补，孩子才能成长为一个负责任的、有精神生活的成年人。之所以提到精神生活，是因为如果家里没有人完美如上帝，孩子的精神生活才会有发展空间，才能与更高的精神力量建立联系。父母通过对自己的不完美负责，以及向更高的精神力量求助，为孩子指出了一条通往精神生活的路。若父母不承认自己所犯的错误，不对其负责，认为自己便是孩子更高的精神力量，那么孩子精神生活之路便被堵住了。

孩子是依赖的（黏人的、需求多的）

孩子不得不依赖他人以满足基本的生存需求。他们也需要他人来满足自己的愿望。为了避免篇幅冗长，我选择了几个基本的依赖性需求进行讨论：

食物 （由肌肤的触碰带来的）身体上的滋养

衣物 情感的滋养（时间、注意力、引导）

医疗 与性有关的知识和引导

住房 与金钱有关的知识和引导

教育上的信息和引导

精神生活的信息和引导

以上所有这些因素都是人的依赖性需求的重要组成部分。健康的家庭会满足孩子的这些需求，等孩子长大后，也教他们如何自己满足这些需求。前五个是显而易见的基本需求，我想详细地讨论情感的滋养、性的教育和引导，以及与金钱有关的知识和引导。

我认为，当食物、衣服、住所和医疗得到满足后，对孩子来说最重要的便是得到情感上的滋养。所有孩子都有情感上的需求，需要他人的时间和注意，这样孩子才知道自己是重要的，才能感到自己是"被听到"和"被看到"的。这要求父母提供两方面的信息：①我是谁；②如何做事——生活中需要的作为（如交友、穿衣、保持洁净、成为男人或女人）。

获得足够情感滋养的孩子会理解我是谁，发展出一种源于内心的自我认知，而这来自两方面。首先，孩子成为父母期望他成为的人，父母通过言行传达出这种期望。其次，孩子通过观察父母的言行，并留意父母告诉孩子父母自己是谁，来获得自我认知感。

例如，一位妈妈也许常说："无论多难，做人诚实总是没错的。"那么孩子就会记得，即使在艰难的时候，妈妈也的确能做到讲话诚实。她告诉孩子的是自己相信并且会身体力行的，她的孩子便能将这种价值观内化。

与性有关的知识和引导也是孩子的重要需求。从根本上讲，孩子需要在性发展过程中了解自己身体和情绪的信息。孩子需要一个允许他去探索和学习与他自己与性有关的身体部分的家庭环境。比如，孩子在性成熟的过程中会发现，触摸身体的某些部位时，自己会感到愉悦。在这一过程中，允许孩子在性方面以一种适度的方式获得发展，而不因此而感到过分羞愧，是很重要的。他们同样需要关于性成熟是什么的知识。

孩子也需要了解金钱的价值：如何获得金钱、如何付款、如何存钱、如何花钱、如何投资。我觉得，有时孩子需要一个账户。我也认为孩子应参与到家庭的财务决策中去。例如，父母可以提议召开一次"家庭会议"，说："我们下个月要去度假。这是我们的预算，这次会议主要讨论度假中的花销。"

孩子出生时自带的"生存技能"手册都是空白的。通过父母耐心细致的教育和详细的交流，孩子学会了基本的生存和做事方法。

通过试错的方法，我们了解了什么样的"愿望"会为生活带来快乐。在不是性命攸关的事情上，孩子产生了愿望，如玩具、冰激凌、上学时要穿某个款式的鞋等。当愿望获得满足时，孩子会思考这些愿望是否真的那么重要；他们会根据愿望被满足后所获得的愉悦和满足感的数量来判断。之后他们会形成对某种饮料、麦片、衣服、电影等的偏好。随后他们将这个过程应用于更大的愿望（关于职业、婚姻和为人父母的愿望），而这可能会改变他们生活的方向。

健康的家庭如何满足孩子的需求与愿望

出生在健康家庭中的小强尼，有着自己的需求和愿望。父母不仅对他的需求和愿望进行回应，特别是在强尼还小的时候，还会提前预料到他的需求与愿望，做好满足它们的准备。等到强尼长大些，父母警戒感便可以降低些了。在强尼学会如何表达自己的需求和愿望后，父母便不必整天密切注视着他了，因为强尼已能告诉父母自己的需求和愿望是什么了。

在这样的家庭环境中成长起来的人，对他人有适度的依赖，能够识别并接纳自己的需求和愿望，并回应和满足它们。当需求或愿望需要他人的帮助来满足时，他们会向安全且合适的人求助。

在健康的家庭中，发生着两件事。第一，成年人能够识别出自己的需求和愿望。第二，当他们发现一个合理的需求或愿望出现，且自己无法满足时，他们可以向安全且合适的人求助以满足这些需求或愿望。这种人与人相互满足彼此的需求与愿望，便是适度的依赖。

比如，我无法舒服地拥抱自己。来自他人的拥抱常常会满足我对身体滋养的需求。甚至连泡个热水澡，也无法满足被拥抱的需求。如果我的丈夫或朋友给我一个拥抱，这对我来说比泡热水澡的感觉好多了。当我知道自己需要个拥抱时，我会说出来。

孩子是不成熟的

孩子会在超市抠鼻子，在前来拜访的神父、教士或牧师面前骂自己的兄弟姐妹，在正式的用餐场合大声说话或争吵。旅途中，他们会在汽车后座上打闹，会在刚刚路过一个加油站后不久便吵着要上厕所，而下一个加油站还有数百公里远。如果父母对一个八岁孩子"像个孩子一样的不懂事"的行为感到惊讶、愤怒或担心，那么就是在贬低孩子的这种不成熟的天性。

健康的家庭如何支持孩子的不成熟

健康的家庭会认为孩子的这种不成熟是天性使然。健康的父母或抚养者知道，孩子从婴儿至孩童，再到青少年这些不同年龄阶段的行为是不同的，他们允许孩子做一个孩子。他们不期待孩子表现得像一个完美的小大人。他们不期待孩子表现出超过这个年纪应有的成熟，像年龄更大的孩子一样表现得懂事或承担起一些责任，也不纵容孩子有年龄较小的孩子才会表现出的行为。当孩子的行为明显"低于"他的年龄水平时，父母会以健康的方式协助孩子将他的行为举止调回到自己的年龄阶段。

如果八岁的珍妮在客厅地板上大发脾气，她的父母不会打她，或在言语上攻击她。他们直面孩子爆发的情绪，介入干预，并协助珍妮找到解决问题的办法。父母之一会靠近珍妮，然后问："告诉我发生了什么，让你需要躺在地板上大喊哭闹，惹起很大的动静?"她的愤怒与行为并没有被忽视，父母在协助她，使行为回到她所在的年龄阶段。

我常常惊讶于这个方法对孩子很管用。若我责骂孩子，告诉他们"不要再像三岁孩子似的了"，他们不会对此有什么反应。但当我说"告诉我发生了什么"的时候，所有的争吵都会结束，这是令人难以置信的。我相信，这也确实是父母在寻找的东西。

在健康的家庭中，父母会协助珍妮使她的行为与年龄匹配，并且不会要求她表现得像更大的孩子。父母并不期待遇到一个问题时，她能够找父母，安安静静地坐下来，不哭也不闹，一五一十、清清楚楚地解释什么在困扰着她。她一定会表现出这个年纪应有的行为。这样，她才会拥有童年。

但是当孩子的这五种天性被暴露在不健康的养育方式下时，会发生什么呢？而这些天生的特性是如何偏离成熟的成年人应有的特征，而成为共依赖的症状的呢？

第 5 章

不健康家庭中可爱的孩子

o o o o o o o o

　　不健康的父母想要孩子以父母为中心，从而使
父母自己的心理需求得到满足，但健康的自我中心
对孩子健康发展来说是必不可少的。当孩子努力地
去适应父母的愿望时，他身心的健康发展便受到了
阻碍。

　　我们的社会经常表现出许多无意识的、反儿童的文化价值取向，甚至那些自认为不错的父母的人，也常常会用不健康的方式对待孩子，同时告诉孩子这是为了他好。

　　若我们回顾自己的经历，重新加以审视，将自己视为正处于康复中的共依赖者时，那么我们养育子女的优劣标准可能会发生变化，而这一标准其实来自我们所传承的文化价值观。

　　我在上一章提到的孩子的三个特点：自我中心、能量充沛和良好的适应能力，它们是帮助孩子经历童年期成熟过程的必备素质。在不健康的家庭环境中，这三件重要的工具被用来与孩子作对。不健康的父母经常责骂孩子，告诉他，以自我为中心是不正常的。不健康的父母想要孩子以父母为中心，从而使父母自己的心理需求得到满足，但健康的自我中心对孩子健康发展来说是必不可少的。当孩子努力地去适应父母的愿望时，他身心的健康发展便受到了阻碍。

　　虐待耗尽了孩子本该用在成长上能量。当一个孩子不被允许去做真正的自己时，健康地适应和改变环境的能力会被引错方向，孩子则被迫开始这一漫长且巨大的适应过程，并最终被引向共依赖。

　　作为成年人，我们不再如孩童那样，以自我为中心，充满了毫无边界感的能量，并具有良好的适应能力。虽然所有成年人都是如此，但对于健康的成年人来说，这些特点已经完成了它们在童年正常成长过程中的使命，成年后就不再有存在的必要了。

　　从共依赖中康复，非常像一个长大的过程——我们必须学会去做那些不健康的父母没有教给我们的事情：恰当地去尊重我们自己，建立健康实用边界感，觉察并承认我们的现实，满足我们作为成年人的需求和愿望，以适度的方式体验我们的现实。尊重自己并觉察现实，需要我们具有健康的自我中心感，然而当一些自我中心感出现时，我们或许会被他人抨击，因为他人将其解读为自私。建立健康实用的边界感，满足自己的需求和愿望，需要花费巨大的精力，而我们或许发现自己已不再有那么多精力了。改变共依赖的行为方式，身体力行地去实践新的生活，需要我们具有良好的适应力，但我们可能发现自己思考和表达情感的方式已很难被改变。由于自我中心、能量充沛和良好的适应能力这些存在于童年的特性减弱了许多，我们已无法将其用于当下的个人成长中，这使得从共依赖中康复变得十分艰难。

不健康的抚养者除了误导孩子的这三种特点以外，还以不恰当的方式回应上文提到的孩子的五种天生的特性，其分别是：宝贵的、脆弱的、不完美的、依赖的和不成熟的。这些抚养者或是将其忽略，或是进行责骂，让孩子对自己的存在产生强烈羞耻感。当孩子感受不到内在的价值感和充实感后，当他犯错误时，甚至表达需求和表现得不成熟时，猛烈的羞耻感都会袭来。

例如，五岁的保罗在野餐的时候，把可乐洒在了其他人的鞋上。他的爸爸山姆将自己的自尊感建立在保罗在公共场合的表现上。由于保罗的不完美，山姆感到很羞耻，对保罗大喊大叫，说他又笨又傻，多么没用，而这都是因为他弄洒了可乐。山姆相信他教训孩子的方法是可以被接受的，这是为了让保罗以后在公共场合小心些，不要犯错误，使保罗成年后成为一个更好的社会公民。

但在被教训之后，小保罗情绪崩溃，感到了巨大的羞耻感，与内心的自我价值感失去了联系。保罗没有被教会如何为自己的过失道歉，而是认同了他爸爸的羞耻感：如果我爸爸如此羞愧和愤怒，那我一定是个没用的东西。

孩子天生的特性与共依赖症状之间的联系

孩子生来便是单纯的、不谙世事的、天真的，并坚信他们的抚养者是不会犯错的。而实际上，仅仅因为那些孩子本该正常拥有的不完美、依赖性和不成熟，抚养者常常会对孩子进行责骂或虐待。孩子因此失去了自我价值感（因为他们看不出这是抚养者的错）。虐待的发生，意味着父母没有表现出边界感，从而使孩子也无法形成恰当的边界感系统。当抚养者忽略或责骂孩子与生俱来的特点时，孩子会形成机能病态的特征以求生存，避免让自己疯掉，同时坚信抚养者一直是对的。他们修改重塑自己的心理世界，让自己不会被虐待引发的无用感和羞耻感拉入绝望的深渊。在孩子长大成人的过程中，这些不健康的却让孩子生存下来的特征被扭曲为共依赖的核心症状。我相信，这便是共依赖的成因。表5-1展示了在成长过程中，不同的求生特征变为共依赖症状的过程。

表 5-1　不健康的养育方式对孩子天性的影响

孩子的天生特性		不健康的求生特征		共依赖的核心症状
宝贵的	当受到虐待时，会变成	觉得自己低人一等或高人一等	而再变为	难以体验到恰当的自尊水平
脆弱的		过于脆弱或坚强		很难拥有适宜的边界感
不完美的		不好的 / 逆反的；好的 / 完美的		难以接纳并表达自身现实状况
依赖的、黏人的、需求多的		过于依赖他人；绝不依赖他人 / 无欲无求		难以认识并满足自己的需求与愿望，与他人健康地相互依赖
不成熟的		非常不成熟（内心混乱的）或过于成熟（过于自我克制的）		以适度的方式体验并表达自身现实的困难

不健康家庭中孩子的宝贵性

在不健康家庭中成长的孩子体验不到自己是宝贵的。当表现出自己的天性时（脆弱、不完美、依赖和不成熟），孩子接收的信息是：这是你的问题，你要改。你不能像一个完美的小大人一样，说明你是不够格的，你比我们其他人没用，因为我们都不会表现得像个孩子一样。这是你的问题。或者，由于你需要我为你做许多事，所以这表明我比你强。你最好在自己身上找找问题！整个家庭试图强迫孩子表现得完美，或至少按照家庭的意愿行事。他们常常向孩子施压，拒绝承认孩子具有依赖性的需求和愿望，从而减少家长的麻烦。他们不会帮助孩子以适合自己年龄的方式行事，他们要么逼迫孩子表现得更老成，要么允许孩子表现得更幼稚。

这样的养育态度或许无法使孩子体验到内在的价值感，觉得自己不如别人有用（特别是与抚养者和随后生活中遇到的权威人物相比）。他们自尊感的来源是成就的大小、表现的好坏，而非他们自身。这样的孩子相信，自我价值来自外界事物，如考了多少分、拿了多少奖状（体育或学习方面）、在和谁约会、穿的是什么、自己有多漂亮或多帅、自己的成就或行为是否得到了他人的认可等。这些基于外界的尊重感，即"他尊"。

在有的孩子身上，低自尊并不会表现出来。他们反而显得很自大和浮夸。这样的孩子常常从家庭环境中学会了轻视他人，或者可能发现父母觉得他自己高人一等。"不要忘了，我们是威尔逊家族的（或费尔德曼家族、麦克亚当家族的等）。我们比其他人更出色。"所以这样的孩子即使被父母批评和过分地羞辱，最终也会通过将自己置于他人之上来收集"他尊"，从而掩饰内心的低价值感。这样的人表现得高人一等，非常自大和浮夸，而这是表5-1第3列中的求生特征之一。

若家庭环境让孩子觉得自己确实比家中的其他孩子更好，或觉得自己比父母更有价值，他们就会形成"我比其他人都强"的心理特点。这样的孩子好像被捧上天一样，身上的不完美被最小化或忽略了，他们不会懂得，每个人的价值是相同的。这些孩子不会体验到任何低自我价值感，因为他们必须使用自大的表现将其掩饰。他们发自内心地相信自己比他人更好。这种不良的养育方式会不恰当地为孩子赋权，造成灾难性的人际关系，其治疗难度很大。

比利成长在一个不健康的家庭中。妈妈要他上床睡觉时，他大声说，我现在不想睡觉。妈妈拽着他的胳膊，摇晃着他，把他强拽到卧室，大喊道："别对我这么说话！现在是该睡觉的时间了，我不管你想还是不想。"即使比利不想睡觉，他依然有内在的价值，而这个妈妈的回应方式表示，她并不尊重这个事实。比利的妈妈无法忍受他诚实地表达自己的感受。而比利开始相信，当他对不想做的事情表达厌恶时，自己是没有价值且不会得到重视的。

比利的妈妈还说："很好，既然我让你睡觉的时候你不去睡觉，那么你下一周都不许去外面玩了。"这种夸大的惩罚后果并非基于比利晚上没有睡够觉的事实，而是根据与比利行为不相符的其他标准而制定的。

比利敏感地意识到，在父母眼中，他的行为便代表他的价值，他认为自己（那个不想上床睡觉的孩子）是没有价值的。因为在被要求睡觉的时候不想睡觉，他相信自己是不对的、不好的。他最终发现，若能够高高兴兴地立刻上床睡觉（即使不得不将自己的难过隐藏起来，假装开心），他便是有价值的（虽然这是源于行为的他尊，而非基于存在本身的自尊）。比利感到难过的事实并未得到承认，而他学会了从他处获取自尊感。比利可能会形成具有求生特征的性格，努力地取悦他人，因为他不知道如何尊重自己。

共依赖成年人的性格

当孩子的价值感被暴露在羞耻或赋权不当的不健康养育方式中时，其会导致以下两种具有求生特征的性格：觉得自己"不如"他人，或认为自己高人一等。这会发展为难以体验到恰当的自尊水平的核心症状。不健康的养育方式所造成的低自尊感和自大浮夸都源于同样的问题：缺乏对自我内在价值的觉察。

不健康家庭中孩子的脆弱性

孩子形成的边界系统，便是父母已有的边界系统。如果父母的边界系统是机能不全的、不成熟的，那么孩子的边界系统将会是缺失或破损的——他们会变得"非常脆弱"。他们一步步地走向危险，却不知道自己已是大难临头。他们过于相信别人，不断地缺乏边界感地暴露自己，甚至在陌生人面前，粗暴地对待自己的父母和其他抚养者。当孩子看到父母使用情绪壁垒并加以模仿时，便学会了如何不让自己的脆弱表现出来。这样的孩子使用恐惧或沉默制造情绪壁垒，让自己躲在后面，或恼火地将愤怒和恶言扔过壁垒。

不健康的家庭没有爱惜孩子的脆弱，没有保护好孩子，没有教会孩子如何避免来自他人的侵犯。因为孩子天生是脆弱的，所以他们无法自己发展出自我保护且抵御侵犯的边界感。

比如，十岁的佩琪打算从公交站穿过邻居的院子走近路回家，结果踩坏了几朵花。院子的主人亨利先生冲出屋子，手里拿着耙子喊道："走开，小屁孩，不然我揍扁你。"佩琪惊慌失措地跑回家，哭着告诉妈妈亨利先生的所作所为。妈妈把佩琪大骂一顿，告诉她这是活该，因为是她自己踩坏了亨利先生的花。从结果来看，亨利先生和佩琪的妈妈都没有以合适的方式处理好佩琪的不完美。

虽然这确实是佩琪的错误，但被威胁和呵斥也不是她应得的。缺乏恰当的边界感使她认为借道邻居的院子没有什么大不了，而自己的疏忽大意使几朵花遭了殃。佩琪需要学会如何尊重他人的财物。但同时，父母也需要保护佩琪免受亨利先生虐待式的举动。首先，父母不应告诉佩琪被威胁是她应得的；其次，父母可以考虑陪同佩琪一起到亨利先生家，帮助她向亨利先生道歉，并告知亨利先生，他们会教导佩琪不再踏入他的院子，同时他们也不赞同亨利先生拿着耙子冲佩琪大喊大叫的威胁行为。这样做的目的是保护佩琪免受来自亨利先生额外的粗鲁虐待行为的伤害。

共依赖成年人的性格

当孩子的脆弱暴露在不健康的家庭环境中时，他们会习得并带着父母的边界系统长大。例如，如果父母毫无边界感可言，或边界感破损，他们的孩子就会过于脆弱。当孩子长大成为过于脆弱的成年人后，也会表现出边界感缺失或破损。这时，他无法在与人交往中恰当地保护自己，也无法防止自己侵犯他人。

　　如果父母使用任何一种情绪壁垒，那么孩子也会使用同样的情绪壁垒，表现得不会受到伤害似的。当他们长大成为共依赖成年人后，会继续使用情绪壁垒来进行自我保护，而无法表现出健康的边界感。这样的成年人不会主动侵犯虐待他人，但可能会使用他们的情绪壁垒侵犯虐待他人。他们孤独地将自己隔离，忍受亲密关系的缺失和健康人际关系的贫乏。

　　如果父母一方的边界系统是缺失或破损的，另一方使用情绪壁垒，孩子则会在过于脆弱和过于坚强之间来回摇摆。长大成人后，他们会继续在缺失或破损的边界感和情绪壁垒之间、过于脆弱与过于坚强之间摇摆，而找不到一种舒服的方式与他人建立连接。这些反应中的任何一种，都会造成成年后不健康的行为和人际关系。

不健康家庭中孩子的不完美

　　不健康的家庭不会承认并尊重自己的孩子和其他所有孩子一样，都是不完美的这个事实。孩子可能会由于自己的不完美而受到责骂，父母给孩子传达的信息是：不完美是不正常的。对于父母对自己完美的期待和需求，孩子有两种方式做出回应。他们可能会试着去满足和顺从父母的需求，成为一个听话的、完美的小大人。或者，孩子可能会被父母不合理的要求压垮，选择反抗，拒绝合作，成为与父母要求相反的样子。这样的孩子会被贴上

"叛逆"和"坏孩子"的标签。

孩子的不完美也可能被忽视,这样他们便不会明白自己是不完美的,或者不会明白当他们不完美的行为对他人造成不良影响时,自己需要对其负责。这样的孩子同样被社会视为"叛逆"和"宠坏"的孩子。他们不知道如何去察觉自己的不完美是否对他人造成了伤害或不便,所以他们也不知道自己是否该对其负责。

4 岁的玛丽碰洒了她的牛奶,而 4 岁的孩子协调能力不够发达,碰洒东西其实是常有的事。但她妈妈责骂她说:"喝个牛奶都能洒了。倒霉孩子,你看谁喝牛奶洒啊?别再给我洒了啊。"玛丽的妈妈所责骂的孩子不完美的行为,对于一个 4 岁孩子来说是再正常不过的,而她提出的要求是违背 4 岁孩子的天性的。如果玛丽配合妈妈的要求,她就会在以后竭尽全力不碰洒东西,甚至凡事尽量做到完美。如果这样的要求让玛丽的精神压力过大,她就会反抗,变得叛逆,故意碰洒东西,和妈妈的要求对着干。

12 岁的凯利成长在一个不健康的家庭中。他有一次在楼梯上摔倒,打翻了一盆花,随后妈妈对他喊道:"哎呀,看看你这笨手笨脚的!"她告诉凯利,好孩子从来不会把房子弄得乱七八糟。凯利对哥哥发脾气时骂了脏话,将哥哥猛地推倒在地。他爸爸不问青红皂白,便用皮带狠狠地打了凯利。毫无疑问,凯利需要被教会如何以不伤害他人的方式表达愤怒,但是妈妈的责骂和要凯利成为"好"孩子,以及不要"把房子搞乱"的要求,并没有考虑12 岁孩子的协调能力,这对凯利是一种羞辱。爸爸对凯利的身体虐待,并不会帮助他和哥哥学会如何处理他们之间的分歧。凯利的不完美，被父母当成了羞辱和虐待他的机会。

长大后，凯利尝试着理解自己的童年经历，告诉我他曾经常常被打。但我接着问："你为什么会被打？你爸爸为什么解下皮带，狠狠地打你？因为你做了什么吗？"

他摇头说："我不知道。"

我有很多患者都不知道自己为什么会被父母粗暴地对待，我经常会告诉他们："或许你只是在做一个孩子该做的事，所以你记不起来了。"

如果能够想起小时候的某一次体罚，那么基本也能记起其原因：可能因为烧了后院一棵树而被打。即使体罚本身带有虐待性，但其原因是明显的。孩子会把牛奶弄洒、在卧室对兄弟姐妹大喊大叫、骂骂咧咧、大打出手，但当他们因为这些原因而受到惩罚时，成年后很难想起来自己为什么受罚。这是因为父母不理解孩子本该就是不完美的，他们正在责骂和惩罚的是孩子原本的天性。正如其他有同样经历的孩子一样，凯立长大后成了一个完美主义者。

还有一种情况是，在一些不健康的家庭中，当孩子表现出不完美时，他们并不对其造成的后果负责。他们既没有受到惩罚，也没有被告知应该如何做，不知道下次如何做得更好。这样的孩子最终成了"叛逆的"孩子或"坏"孩子。

用不健康的方式对待孩子的不完美的家长，通常也无法接纳他们自己的不完美。根据我的临床经验，这样的父母一般没有很好的精神生活，即使他们可能看起来对于信仰非常虔诚。现实且有用的精神生活是指一种与更高精神力量的连接，而这种力量高于家中任何人，也包括父母。在本书的第三部分，我们会更仔细地讨论精神生活这一概念。

共依赖成年人的性格

许多完美主义且控制欲很强的父母，会因孩子犯的错误进行责骂。那些不必为自己的错误负责，或放弃尝试变得完美、反抗父母要求的孩子，很可能成为具有叛逆性格的成年共依赖者，并缺乏对自己的控制力。这些完美主义者或"被宠坏"的叛逆者，长大后在接纳和表达自身现实和不完美上有不小的困难。这样的成年人无法正视自己是一个正常的、不完美的人这一事实，而接纳此事实会导致巨大的恐惧、痛苦或愤怒。因此，接纳自己所思所做会非常难，或者说承认自己的不完美会引发痛苦的情绪反应。这样的共依赖者，一旦在能力测验上受挫，便会感到极大的恐惧。

不健康家庭中孩子的依赖性

在健康的家庭中，孩子首先要依靠抚养者来满足自身的需求和愿望，然后逐渐地从抚养者身上学习如何自己满足这些需求和愿望，以及如何以恰当的方式向他人寻求帮助，而不必感到羞耻与内疚。当孩子依赖的特性遭遇不健康家庭中的抚养方式时，孩子会变得要么过于依赖、非常黏人、需求很多，要么变得过分独立、丝毫不表现出需求和愿望。

在不健康的家庭中，大多数孩子会面对三种主要的虐待方式，这涉及他们的需求与愿望：①父母过度干涉和照顾孩子的生活，而孩子从不必为自己做任何事；②被责骂和攻击；③被忽视。

在第一种情况中，当父母大包大揽照顾好一切时，孩子从来没有机会为自己做一些事情，从而变得过分依赖，因为他们没有照顾自己的技能，只能期待会有其他人来照顾自己。比如，8岁的大卫很饿，喊着想吃东西。妈妈立刻给他做了三明治，却从未向大卫展示如何做三明治，让他以后饿的时候可以自己做一个。到大卫12岁，甚至16岁时，她还在为他做三明治，而大卫一直没有学会怎么做，因为一直有他妈妈为他做。

在第二种情况中，当孩子有需求时，得到却是父母的责骂，孩子会认识到，表达需求和愿望是不安全的。萨米很饿，想吃东西。而妈妈对他说："你真是自私，萨米。现在吃饭太早了，你怎么要求这么多，别再烦我了，自己去弄点吃的。和其他人一样，你也得等到晚上再吃东西。"但萨米仍然很饿，而妈妈没有给他做任何吃的，所以他只能努力地为自己做一个三明治："以后再饿的话，我还是自己做些吃的吧。"

在第三种情况中，父母几乎忽视了孩子出生后所有的需求和愿望。当小雪莉饿了，想吃东西时，妈妈完全没有给她任何回应。

小雪莉对自己的饥饿开始变得麻木，也没有学会做三明治。

共依赖成年人的性格

无论是过于依赖、过于独立还是不表现出需求和愿望，成年的共依赖者症状的本质都是在接纳和照顾自己成年人的需求和愿望方面有困难。

过于独立的成年人，从来没有学会如何满足自己需求和愿望；他们虽然能意识到这些需求与愿望，但需要花费大量的精力，通过牢骚、抱怨或其他形式的控制来让他人满足自己。例如，现在已是成年人的大卫能够感觉到自己的饥饿，但他还是期待着妻子做饭给他吃，而且如果饭做晚了，他还会抱怨。当妻子离家一周去照顾他们的女儿和她刚出生的孩子时，妻子在冰箱中放了许多菜，并详细地写下来如何解冻，因为她知道大卫根本不会做饭。但大卫还是经常去附近的餐馆吃饭，因为即使只是解冻食物，他都觉得麻烦。

过于独立的成年人认为向他人求助来满足自己的需求和愿望，有可能招来他人的粗鲁对待；他们很了解自己需求与愿望，且能较好地满足它们。但对于那些他们不知道如何自己满足的需求和愿望，他们便不知道如何向他人求助了。一个过于独立的共依赖者，宁愿需求未得到满足，也不愿意向他人求助。

例如，萨米成年后很少主动向他人提出请求，并且当他无法自己完成某事而不得不向他人寻求帮助时，他会感到巨大的羞耻感。在他 28 岁时，他滑雪受伤，在医院中住了几天，治疗骨折的腿。一天，萨米睡了一小觉醒来，因为吃了很多止痛药，觉得很渴，却发现水壶空了。他没法下床接水，所以他等着护士进来，发现水壶空了，然后把水加满。随后护士进屋例行检查，他本打算和护士讲他要喝水，但又觉得不好意思，于是改了主意。而护士并没有发现水壶空了，便走了。他又等了一小时，期间服务员送来了晚饭，并把水壶加满了。他苦苦等了两个小时，宁愿渴着也不愿意向他人求助加满水壶。

对于那些没有需求和愿望的成年人来说，他们童年的需求和愿望几乎完全被忽视了。这样的人很少或者完全没有意识到自己的需求和愿望存在过。例如，已经成年的雪莉已经意识不到她对食物、衣物、住所、医疗和身体及情感抚育等的需求，因为童年时，妈妈没有关心她在这些方面的需求。所以，如今雪莉的饮食非常不当，没有足够的衣服，天天牙疼也不去医院，过着单调的生活。这是因为她没有意识到这些需求的存在，从而没有去满足它们。

另一个例子是萨利，她没有意识到自己对身体滋养的需求。她并不知道自己需要通过拥抱、牵手等肌肤触碰得到身体上的滋养。但由于这是人基本的需求，所以需求未被满足会影响她维持健康关系的能力。

萨利有时会不恰当地和他人发生身体接触并让他人喘不过气来，且萨利坚持认为她是在满足他人身体触碰的需求，而实际上她是在间接地满足没有被自己觉察到的需求。她可能并不觉得到这样的身体接触有什么不合适，但这会导致其他人都离她远远的。

另一种极端是，萨利可能从来不会有任何身体上的表现，既不主动给予他人拥抱或触碰，也不接受他人的拥抱。与她亲近的人都觉得和她拥抱或发生身体接触是尴尬不舒服的事情，而他们其实也希望看到这个"无欲无求"的人能通过身体表达感受。不幸的是，没有需求和愿望的共依赖者，甚至不知道这些表达是亲近的人所需要和希望的。

不健康家庭中孩子的不成熟

当不成熟的孩子成长于不健康的家庭中时，他们的行为或是混乱出格，或是表现出控制欲。在不健康的家庭中，家长不切实际地期待孩子表现得更成熟，或者纵容迁就而允许孩子的行为举止过于不成熟。

萨拉和唐娜是在一个不健康的家庭中一起长大的姐妹。父母过分地要求萨拉要表现得成熟稳重。她四岁的时候，父母期待她能像八九岁的孩子一样，在教堂做礼拜时一直安安静静地坐着，在餐馆就餐能恰当规范。萨拉八岁的时候，就不得不在下午妈妈外出办事时，照看妹妹唐娜好几个小时。这种情形从唐娜三岁时便开始了，而萨拉常常担惊受怕，怕自己没有随时盯紧唐娜，而让她磕着碰着。她也明白，如果唐娜闯了祸，自己也要受罚。放学后，萨拉总是要待在家里照顾唐娜，而不能和同龄孩子一起骑车出去玩，对此她觉得很恼火。作为姐姐，萨拉越来越颐指气使、好管闲事，身上充满了怨气。由于被逼迫要像大孩子一样举止行为，所以其实她并没有体会过真正的童年。

从另一方面看，萨拉的妹妹唐娜被纵容迁就着，可以表现得像一个比她实际年龄小的孩子。她八岁时发起脾气像两岁似的，而不会得到管教。她过于不成熟的行为被准许，甚至被迎合鼓励。唐娜通过大发脾气，得到了非常多的关注、同情和安慰，因此从未认识到自己八岁时之后究竟该如何行事。

在某些情况下，孩子会在不同的时间，或在父母的另一方那里得到截然相反的不良对待。

共依赖成年人的性格

父母对共依赖者童年不成熟的不当处理（行为混乱出格或控制欲强）所产生的影响，会导致其成年后在适度地体验并表达自身的现实上出现困难。作为一个共依赖的成年人，萨拉可能会是过于稳重且有控制欲的人。唐娜有可能会继续保持她的不成熟，而成年生活和人际关系会混乱出格。姐妹俩在长大时，都没有机会体验真正的童年；没有人花时间和经历来告诉她们，怎样生活才是适度且恰当的。

第 6 章

虐待带来的情绪伤害

○ ○ ○ ○ ○ ○ ○

　　童年虐待的受害者长大后，所体验到的羞耻、痛苦、恐惧和愤怒的强烈程度，远远超过了成年人在非虐待情形下该体验到的情绪强度。这种情绪一定和早期童年创伤之间存在某种联系。

　　父母不健康的养育方式会从多方面对我们造成伤害。这可能会在我们身上留下疤痕，让身体因超重或过瘦而变得不健康，它也可能让我们无法拥有健康的性能力，扭曲我们的思维，扰乱精神生活，让我们做出奇怪且难料的行为。然而我确信，是情绪上的伤害深深破坏了我们（成年的共依赖者）的生活。我们常常或情绪过于强烈且看似荒唐，或索性斩断自己与情绪的连接，而变得麻木。对我来说，理解情绪伤害的本质，是理解成年人共依赖症状的关键。

　　感受健康的情绪是积极的体验。只要我们的情绪以健康的而非粗鲁虐待的方式表达出来，情绪便不会成为问题。情绪是我们完满健康生活的必需装备，我们的每一种情绪都有明确具体的目的。

　　快乐带给我们希望和富足感，或让人产生"我拥有的已足够多了"的感受。

　　热情带给我们能量，推动我们去创造、去生存。

　　爱是对自己或他人的温暖感，让我们善待自己和他人。它让我们体会到内在的价值感。

　　愤怒给予我们力量，让我们去做必须做的事，来照顾好自己。愤怒让我们坚持自我，成为自己。通过直接且不粗鲁的方式（对我们自己或对他人）表达愤怒，我们便能使用健康的愤怒为自己谋利。

　　恐惧帮助我们保护自己。害怕时，我们会对周围环境中潜在的危险机警起来，从而更好地保护自己。健康的恐惧让人远离那些带来伤害的环境和人际关系。

痛苦让我们走向成熟。生活中不如意之事十之八九，这会让我们感到一些痛苦，也推动个人成长。从小接受的教育让我们认为，成熟的人是不会惹上麻烦或感到痛苦的，所以当生活不顺时，我们会觉得是自己出了问题。

因为难题与困难是日常生活的一部分，所以我们必定会时常感到痛苦。一个机能健康的人会把痛苦当作工具，用来解决问题，从余波中恢复，从痛苦中获取智慧，在成长的路上更进一步。压抑和逃避痛苦，或以一些方式医治痛苦，会让我们一直受伤且不成熟。

内疚是一种健康的报警系统，警告我们已经违背了自己珍视的价值观。内疚帮助我们改变行为，重新践行我们的价值观。

羞耻让我们感到谦卑或窘迫，这让我们懂得，我们不是神。健康的羞耻感提醒我们，我们是有缺陷的，且我们需要学会对自己和他人负责。羞耻也帮助我们纠正自己的错误，避免对他人和社会造成危害。这个过程还帮助我们将自己的其他不完美视为正常且健康人性的一部分，从而使我们能以健康的方式与更高的精神力量建立连接，而这是作为有责任感且成熟的成年人所不可缺少的。当体验到自己的不完美，且相信他人也看到了这种不完美时，我们便会感到羞耻。

虽然每个人都是不完美的，但孩子比成人更有可能不完美，因为他们还没有被教育着去更正一些自己的缺陷，从而变得符合社会规范。父母回应孩子缺陷的方式是纠正那些非常重要的方面，避免其在未来对孩子自己和社会造成负面的影响。

健康、尊重且富有支持作用的纠正，能激发孩子羞耻感的自然发展。比如，一个小男孩在商场里抠鼻子，他妈妈打算告诉他不要这样做的同时，也不要过分羞辱他。她凑近孩子，这样便能心平气和地对他说："斯坦，我们不要在公众场合抠鼻子了，我希望你停下来。给你些纸巾。如果你的鼻子还难受，就擤到纸巾里。"对于年纪大一些、听得进话的孩子，这种方法会管用，但并不适用太小还不能理解大人说话的孩子。由于这种纠正让斯坦形成了自己的羞愧感，他可能会觉得尴尬和丢脸。

当抚养者以羞辱、强迫和不尊重的方式纠正孩子时，孩子不仅会觉得丢脸，还会觉得自己不如别人、不够好且没有价值。本章接下来会具体谈到这一点。

那些被人指出缺陷而不怎么感到羞愧的孩子，常常会很自大和张扬，觉得自己做什么都是可以被接受的。如果遭人反对，他们认为那是由于自己被误解或误读，又或者那个反对自己的人是有问题的。

我们的社会如何看待情绪

我的文化将我们的情绪分为两种："好的"和"坏的"。愤怒、痛苦、恐惧、内疚和羞耻被贴上了坏的或负面的标签。我们会觉得快乐、热情和爱是好的、积极的。然而，这种非黑即白的分类是错误且病态的。

我们的文化传达给我们许多信息，其中之一是：拥有上述这些负面情绪是不可接受的。其传达给孩子的信息是：成熟、自控力强且成功的成年人永远都是"理性"的，也就是一直能远离"坏的"情绪。长大成人意味着，"如果你真的成熟了，就不必非要有那些'坏的'的情绪"。

换句话说，如果一个人确实感受并表达出任何不好的情绪，那么这个人便是不成熟的。如果情绪有些强烈，那么可能会被贴上"情绪化"的标签（理性的对立面）。如果情绪被激烈地表达出来，旁人会认为这个人疯了。共依赖的主要症状之一便是"觉得自己疯了"，因为我们的情绪看起来失控了，而对于共依赖者来说，在这样一种文化中，仅仅是做自己都会让我们感到极大的内疚和羞耻。

我们接收到的另一个文化信息是，即使在家人和朋友面前表达出一些情绪是可以被接受的，但某些情绪依然是我们不该拥有的。如果一个男人害怕了，他便是胆小鬼。女人是可以害怕的，因为她们本该是脆弱且易受伤的，但是女人一定不要愤怒。如果女人发怒，她便是泼妇。然而发怒却是男人的权利，他只是在施展自己的力量。

无论男女，表现痛苦都是不能被接受的。其传达的信息是："你有权利不去感受痛苦，所以去用任何必要的方式让自己麻木吧。"智慧和成熟的产生，来自直面痛苦，吸取教训，所以我认为，这片土地上有许许多多不成熟的人，他们不愿意经历痛苦，收获真正的智慧。我们现在还不知道如何通过忍耐和应对痛苦，促成自我积极的变化。

羞耻与内疚

另一种被我们的社会严格控制的情绪是羞耻。也许我们会感到羞耻，但认为不应去讨论它。因此，我们大多数人都忘记了，我们在生活中随时随地都会体验到羞耻感的事实。对于共依赖者来说，这是格外不幸的。接下来本章会讲到，共依赖是一种基于羞耻感的疾病。若我们需要一个东西，而这个东西却又不该被提及或透露，我们便很难开始康复。尤其是那些以自大且过分张扬的姿态对自己的童年创伤做出回应的共依赖者，更是很难开始康复，因为他们几乎完全压抑了自己羞耻感，或童年时并未形成羞耻感。

羞耻感与内疚、痛苦或快乐一样，都是情绪的一种，但它也是很特殊的一种，因为羞耻让我们懂得自己是不完美的，自己是人，不是神，这有助于我们对自己负责，并与更高的精神力量建立连接。

自身的羞耻感告诉我们，人是不完美的，自己并不是神。当注意到自己的错误或不完美时，我们会体验到一种温和适当的窘迫与难堪——"毕竟，我不是完美的"。其强度可能从温和变为强烈，但这并不会将我们的精神压垮。羞耻感让我们警惕自己对他人的冒犯。羞耻感对我们的清醒意识发出"警告"：

我们犯了错误，需要及时纠正，或立即停止，因为这是不合适的。

感受到自己的羞耻时，我们会得到两笔重要的生命馈赠。第一，认识到自己是不完美的，让我们对自己负起责任，并从非高人一等的角度和他人建立亲密的关系。第二，当羞耻感让我们意识到自己不是神时，我们会更富有灵性、更谦逊，从而向更高的精神力量求助。羞耻感是人生来便有的调节器，它让我们不会恃才傲物，并谨记是造物主创造了我们，而我们并不是造物主。处理自身羞耻的能力，允许我们变得更加敏感，在精神上更加自由。我认为，和自己的灵性建立连接，是在十二步骤治疗法[⊖]中康复的重要基础。十二步骤治疗法中，每一步的基础都与责任和灵性有关。真正的灵性是在和终极现实建立关系时，我们感到被接纳、被爱、被珍视后的产物，即与事实本身建立联系时，我们切身体验到的自我价值和自我接纳。

内疚是一种令人难受的、让人心烦的、来自腹部的知觉体验；违背自己的价值观行事时，内疚感便会出现，并伴随着做错了事的感觉。人们经常把内疚与羞耻相互混淆；羞耻是会让人脸红，会带来难堪的窘迫感，并伴随着缺陷感。

例如，我撒谎时会感到肚子不舒服，因为我相信诚实是对的。如果有人注意到我下楼梯时摔倒了，我会感到羞耻和尴尬。我并

⊖ 十二步骤治疗法是在西方国家非常流行的一种团体疗法，旨在帮助人们戒瘾，包括酒瘾、烟瘾、药物瘾、关系成瘾、性瘾、过度工作等。——译者注

没做什么违背自己价值观的事，仅仅是犯了一个大家注意到的错误。如果他人戳穿了我撒的谎，我不仅会对撒谎感到内疚，还会觉得羞耻，因为他人发现了我的不完美。

共依赖者不知道如何很好地区分羞耻感和内疚感，常常把羞耻误认为内疚。但正如在前文提到的，两种情绪一起赋予我们人性和责任感，这是我们生存的必要工具。两者都是健康的、正常的人类情感中重要的一部分。当你不确定感受到的是哪种情绪时，我建议你问问自己：我违背了内心的规则吗？或者我是否发现（或他人发现）自己犯了一个错误？

被触发的和背负着的情绪

最初参与到有严重童年创伤患者的治疗中时，我便发现他们会表现出不同寻常的强烈的羞耻感，以及势不可挡的其他情绪。童年虐待的受害者长大后，所体验到的羞耻、痛苦、恐惧和愤怒的强烈程度，远远超过了成年人在非虐待情形下该体验到的情绪强度。这种情绪一定和早期童年创伤之间存在某种联系。越来越多患者的故事告诉我，孩子好像在被侵害的经历中，从施害者那里"获得了"非常强烈的情绪，也好像是施害者以某种方式触发了孩子的情绪。此后，孩子"背负着"这些被触发的情绪，长大成人。

我相信，侵害虐待孩子时，抚养者并没有体验到他自己健康的羞耻感。这可能是因为抚养者正在自己强烈的羞耻中痛苦挣扎，而这源于他自己童年的创伤经历。若抚养者能够感受到健康的羞耻感，他将不会继续对孩子进行侵害。体验不到健康羞耻感的父母是不知羞耻的；被侵害后，孩子内心形成的羞耻感，其实是在侵害过程中被这样的父母触发的，而这让孩子觉得自己是没有价值的。

这里可以用电路打个比方，帮助我们理解。当交流电经过一个线圈时，会引发相邻线圈产生电流。同样，抚养者心中强烈的情绪也会在附近的孩子的心中触发同样的情绪，并成为孩子切实感受到的情绪。这一过程尤其会发生在羞耻感上，不过也适用于愤怒、恐惧和痛苦。

体会到情绪时，人会向周围散发出他人能感受到能量。当我与一个人的距离在 0.5 米之内时，我发现那个人不必告诉我他的感受，我也能感到传来的愤怒、痛苦或喜悦。相比生活中其他的事物，情绪可能对我们和他人造成更大的影响，而我们也许并没有意识到。

以我的个人经验可以确定的是，这些强大的情绪是在虐待发生时，首次在孩子身上被触发的。这些童年虐待的幸存者长大成人后，那些在童年从施害者身上吸收的情绪会一次又一次地出现，然而他们并不了解其源于何处；乍看起来，这些情绪只是像对当下事件的强烈反应。无论是消极的、沉默式的虐待（如抛弃和忽视），还是主动的、攻击性的虐待（如殴打或语言暴力），都会在孩子心中触发强烈的情绪。

背负在心中的情绪：一种强烈的感受

一种区分背负在心中的情绪和你自己健康情绪的方法是，前者是极为强烈的，后者的程度则远远不及。体验到背负着的愤怒时，我们会暴怒；体验到背负着的恐惧时，我们会极度惊慌、偏执多疑；体验到背负着的痛苦时，我们会步入绝望之境、陷入抑郁，甚至出现自杀的念头。背负着的羞耻让我们感到自我没有价值。

若无外界干预，对酒精和毒品有依赖的人会丧命于此。共依赖者会死于自杀、"事故"、对自己基本生理需要和就医需求的忽视，或死于从未为自己而活的痛苦体验，而这种如行尸走肉的状态也是一种死亡的方式。生病时，抑郁的共依赖者不会照顾自己；发生致命性事故时，他们则对自己十分"草率马虎"。

表 6-1 显示的是人自己的或者说是健康的情绪，与背负在心中的或者说是被触发的情绪之间的对比。

表 6-1　自己的情绪与背负的情绪

体验健康的情绪	情绪现实	体验被触发的或背负在心中的情绪
感受到力量和活力	愤怒	暴怒感
保护感和智慧	恐惧	惊慌或偏执
体验成长和治愈	痛苦	绝望和抑郁感
谦恭和对缺陷的意识	羞耻	感到自己不如别人，无价值感
意识到我们不应该去做或应该停止去做那些不对的事	内疚	被困住的感觉

背负在心中的羞耻感

在我看来，羞耻感既是来自上帝的礼物，也是虐待行为的余留影响。说它是上帝的礼物，是因为它让我们意识到自己是有缺陷的人。之所以也称其为虐待的余波，是因为那些背负于心中的、被触发的羞耻感具有极大的破坏性，会让人患上心理疾病，降低内在价值感，让我们觉得不如他人。

这不只是感受到自己的不完美，并对其负责（这是我们自己的羞耻的功能）。我们会深深地体验到"不如别人"。我们可能会有受辱感，觉得自己糟透了、毫无价值。在体验那被触发的、背负于心中的羞耻时，我们不想看到任何人，也不希望被任何人看到。与他人对话时，我们无法进行目光交流，心中充满了令人苦恼的羞耻感。被背负着的羞耻感吞没时，我有时觉得"困惑"，时常也会觉得自己"发疯了"。

我将这种与背负在心中的羞耻感的遭遇称为"羞耻感的侵袭"。被羞耻感侵袭时，你可能会觉得自己的身体在变小。你可能会脸红，想马上消失，想找个地缝钻进去，或躲到桌子底下去。所有人好像都在看着你。此时，感觉到恶心、头晕或迷迷糊糊也是很常见的。你可能开始像孩子一样说话。那个场景或许还会在大脑中反复"重播"，使羞耻感不断升高，直到下一次类似事件的发生。总之，受到羞耻侵袭的感受十分糟糕，让人充满了缺陷感。

情绪如何在孩子心中被触发

被虐待时，我们会体会到被触发的情绪。其基本原则是：抚养者在虐待孩子，同时拒绝接纳自己所体验的情绪且不对其负责任时，抚养者的情绪很有可能在孩子心中被触发，而孩子会被这种情绪压垮。唯一能终止这种情绪转移过程的是，孩子拥有足够的内在边界系统；然而孩子的内在边界系统还没有发展成熟，他们不得不从成年侵害者身上接受情绪，因而无法阻止这一过程。

在充满了恶言恶行的家庭中，抚养者反复地以对自己的情绪不负责任，或拒绝接纳自己情绪的方式行事。这些情绪不断地被传递给孩子，成为孩子情绪的核心。

传递给孩子的情绪中，最主要的是羞耻感。我认为这是因为侵害一个没有自我保护能力的孩子，是"无耻的"。一个"无耻的"人拒绝接纳自己的羞耻感，将羞耻感直接传递给了孩子。孩子自身的羞耻感让他意识到自己是有缺陷的，但加上父母的羞耻感，孩子会体会到一种极端的无价值感，觉得自己是"坏"的、糟糕的。

在任何家庭系统之中，甚至在一个健康的家庭中，父母都无法一直满足孩子的最大利益。世上没有完美的父母，每个父母和抚养者总会有做得不够好的时候。但在一个健康家庭中，当父母做得不够好时，他们会对自己的言行负责。父母能体验到自己的不完美和羞耻感，并对孩子做出补偿，从而释放重压在孩子心中的羞耻感和无价值感。

　　但是，在不健康家庭中，父母反复拒绝接纳自己的羞耻感，或不对其负责任，使孩子体会到越来越多的过分的羞耻感。其结果是，被触发的羞耻感在孩子心中形成了一种核心情绪（我称其为"核心羞耻感"），随后不断地告诉孩子（以及在成年后），他不如其他人。

反复虐待造成了孩子的核心羞耻感

　　"你不如别人"的信息，为共依赖第一个症状（难以体验到恰当的自尊水平）打下了基础；我相信这是共依赖的核心。这也是为什么共依赖是一种基于羞耻感的疾病。

施虐的抚养者的情绪状态

　　心理不健康的抚养者，是被羞耻感左右生活的人。他们有时无法感受到源于自己的羞耻感，因为被他们的抚养者触发的核心羞耻感将源于自身的羞耻感掩盖了。背负于心中的核心羞耻感会影响人的行为，让人无法很好地抚育自己的孩子。

这样的抚养者不断地尝试从外界环境中获得价值感，来对抗由核心羞耻感引起的无价值感。例如，当一个孩子在公众场合犯了错误时，家长会责骂孩子的行为，让孩子感到羞愧丢脸，这使家长成了虐待孩子的人。

依我看来，被羞耻感左右行为的父母，很难以恰当的方式养育孩子。他们或是直接责骂孩子，或是忽视并抛弃孩子。

在侵害过程中，其他情绪是如何被传递的

若抚养者拒绝接纳自己，或做出不负责任的行为时，羞耻感以外的情绪也会被孩子吸收到核心羞耻感中。小格伦达手一滑，把牛奶洒在了桌子上，她爸爸立刻发怒了。他一气之下惩罚了她，并对她大喊大叫，于是格伦达将爸爸的愤怒和羞耻感一起吸收到心里。如果类似的情况反复发生，格伦达的治疗师会发现，成年后她的核心羞耻感中存有许多愤怒。

痛苦也会通过以下方式在格伦达心中被触发。爸爸在对格伦达怒吼、责备她弄洒了牛奶时，她妈妈在一旁都看在眼里。格伦达的妈妈知道，她爸爸这样做是不对的。她妈妈心中有许多痛苦和恐惧，但并没有用这些情绪来保护格伦达，而是将情绪装在心里，没有对自己的情绪负起责任来。如果格伦达在妈妈身边，并意识到妈妈并不会站出来保护自己的话，那么除了来自爸爸的愤怒和羞耻，格伦达也会吸收妈妈并未负起责任来的痛苦和恐惧。

说到这里，我希望读者能越来越清楚地理解，为什么共依赖者会因为当下或许并不大的一点儿事情，而表现出与其不相称且令人迷惑的情绪。

我知道，证明这个过程的存在是困难的，但在治疗中，许多共依赖者报告的情绪是符合上述描述的。在虐待孩子的过程中，理解父母双方以何种方式参与其中是很有帮助的。

在另一个传递痛苦的例子中，一位妈妈时而抽泣时而痛哭，不断向女儿抱怨，女儿的爸爸多么下流无赖，以及她自己的生活多么痛苦。换句话说，这位妈妈在以一种不负责任的方式，让自己好受了一些。但与此同时，女儿开始感受到妈妈不幸生活的痛苦。所以在她的成长过程中，在她的核心羞耻感中，背负了许多痛苦，她搞不懂为什么自己一直觉得很痛苦。在参加心理治疗之前，她花了大量的时间去处理他人的痛苦、恐惧和愤怒，以求让自己的那些情绪安静下来。

当一位父母毫无顾忌地虐待孩子时，恐惧也许会在孩子心中被触发。我的一位来访者的妈妈在她还是婴儿时便开始打她，一直打到四岁。后来由于家人的制止，她妈妈最终停手不打了。孩子长大后，总是一副担惊受怕的样子，于是来向心理医生求助。我最终看出，来访者有这么多恐惧的原因是，她妈妈在伤害还是婴儿的女儿时，并没有体验到她自己的恐惧。

我发现自己也能触发自己孩子的情绪。我还记得那天我在厨房气得咬牙切齿，因为我丈夫又买了一辆老爷车放在后院，我一点儿也不喜欢那辆车。

过了一会儿，我的一个儿子进屋，说："妈妈，你生气了吗？"

"没有，我挺好的。"我回答。

他问了好几次，每一次我都说没生气。实际上，当我拒绝承认自己的愤怒时，谁感受到了呢？是我的儿子。不到十分钟之后，他就用那股我没有面对的愤怒，和哥哥在卧室里打起架来。每当我否认自己的情绪现实时，身边的孩子便会接收到我的情绪。

我需要告诉他的是："是的，我很生气，但并不是对你生气。我生气是因为那辆停在草坪上的旧车。"我若能承认自己的情绪，他也本可以继续玩耍，而不必再担心我的情绪。

如果孩子被不同的人反复粗鲁地对待，那么羞耻感可能通过不同的抚养者传到孩子身上。有时，一个简单的虐待行为可能就会让孩子不堪多种情绪的重负（格伦达便是一例）。若虐待事件反复发生，核心羞耻感就会越来越强，而成年共依赖者的情绪可能几乎完全由背负在心中的、被触发的情绪主导。这会让人觉得自己发了疯，自身共依赖的症状很难有所好转。当虐待来自不同的人且频繁发生，使孩子同时接收到几种不同的情绪时，治疗师的工作会变得很复杂，因为这要求治疗师将被扭曲的情绪和恰当的情绪分开对待后，才能治疗这个共依赖者。

情绪从何而来

我们的情绪由何引发？这个问题有许多种解释，其中一种解释强调的是那些对我们的情绪现实造成破坏的因素，这会非常有助于我们回答这个问题。我们除了背负着在童年被触发的情绪之外，"我们的情绪也源于我们的想法"，而想法也会破坏或放大我们的情绪现实。我们以何种方式解读发生在自己身边的事情，便会产生何种情绪，这一过程让共依赖者陷入麻烦，因为被虐待的经历损坏了他们的思维过程。对我们生活中的事件赋予意义这一过程是扭曲的，且我们得出的结论通常也是不准确的，而我们并没有意识到。我们认为自己的思维没有问题。然而实际上，面对他人的行为时，我们表现出的情绪反应，在他人看来其实是很奇怪的。

在产生情绪的过程中，我们的内部世界会首先通过五官的五感接收到一些数据。例如，我们会听到他人的评论，看到他人脸上的表情。为了处理这些接收到的信息，我们开始产生想法。我们下结论、做解释、对听到看到的（尝到、闻到或感觉到的）东西赋予意义。

情绪紧跟着想法出现，而情绪会进一步让我们选择一种行为。作为情绪的结果，我们会选择一种行为（见表 6-2）。如果我将一句评论解读为批评，那么我会感到愤怒，回敬一句挖苦，又或者我可能觉得害怕，从与做出此评论的人的关系中逃开。如果将别人的目光解读为不赞同，那么我可能会觉得羞愧，开始试着讨好这个人。无论怎样，他人的评论都会给我这个共依赖者带来痛苦和羞耻感，因为我将其解读成对自己的批评。但是假设我把同样的评论解读为一句来自爱我的人的善意玩笑，那么这种对评论的解读也许会带来欢笑和快乐，而不是痛苦——其中的差别源于我们的思维。

表 6-2 思维如何影响情绪和行为

数据→	思维→	情绪→	行为
评论	批评	愤怒	以挖苦回应
同样一句评论	批评	恐惧	抽离
同样一句评论	善意的友好	快乐	欢笑
表情	不赞同	羞耻感	讨好他人

我们无法改变自己的情绪。实际上，当我们感受到愤怒和恐惧时，试着不去发怒或惊恐，这是不健康的。为了处理好一种情绪，我们必须承认自己感受到了它，并学会以恰当的方式将其表达。我们可以做的是，检查将我们引向情绪的想法。

显而易见的是，感受到自己的情绪后，我们常常可以选择不一样的行为。比如，若对你的话感到愤怒，我可以选择闭上嘴，不去挖苦讽刺你。但依然有一团怒火在我的身体里窜来窜去，而若我仔细思考，会发觉你说的话并非批评，而是夸奖，我本不必体验这些怒气。我认为，在降低情绪强度上，检查自己的思维比改变自己的行为要容易且有效得多。但同时，我也非常认同，无论是什么在挑动情绪，我们必须试着以健康的、不粗鲁的行为表达它们。

作为一名共依赖者，我很难意识到自己之所以倾向于对外部事件做出负面解读（而其实积极的解读通常才更准确），是因为我在童年被虐待的经历。一位好友简练地描述了我的扭曲思维如何引起荒唐情绪化的爆发。（实际上，这并非他的原话，是我的理解。）"皮亚，你能接收到很好的信息，而这些信息经过你的大脑处理后，就一点儿也不符合现实了。我搞不懂你是怎么将我说的和做的曲解成那些意思的。"

我的头脑中有一套通过过去被虐待的经历形成的系统，当我接收到的信息经过这套系统后，便被"转化"了。通过以这种感知倾向，我为身边的人和事赋予的意义与心理健康的人完全不同。例如，当他人给我一个真诚的称赞时，由于过去被虐待的经历，我通过贴讽刺标签的方式，将其转化为一种对我的微妙讽刺。而我全然不知自己的刚刚做了什么，还以为自己的大脑运转完成正常呢，这让事情变得更糟。直到发现一些无可辩驳的证据之前，我会一直相信那是对我的讽刺。

扭曲的思维是我们的情绪现实的基础，火上浇油的是，我们的行为是根据我们的情绪现实做出的；不难看出，共依赖者多么容易陷入麻烦之中，还不知道自己的生活为什么总是一团糟。共依赖者觉得自己行为举止非常正常，结果是，在与心理更健康的人的人际关系中，彼此都会陷入混乱。而更糟糕的是，共依赖者认为是心理健康者太古怪、不可理喻且过于苛刻。

我们共依赖者注定会虐待
自己的孩子，而这并非我们的本意

核心羞耻感、一大堆背负在心中的情绪和扭曲的思维，所有这些致使我们在成年生活中体验到过多的痛苦、困惑、隔离和孤

独。是我们抚养者的核心羞耻感、背负在心中的情绪和扭曲的思维，让他们没有以对我们最好的方式养育我们长大，在我们成长的各个阶段支持我们；显而易见的是，我们也逃不出这个循环，几乎必定无法以健康且给予支持的方式将孩子养大，直到我们开始直面自己的共依赖症状，并从中康复为止。无论我们对发生在自己身上的事情多么愤怒，无论我们多么想为孩子提供自己没有过的良好的成长环境，若我们继续否认自己的症状，逃避其对他人的影响，那么在给孩子一个健康的成长环境这件事上，我们还是会无能为力。下一章会讲到我们如何将共依赖传递到自己的孩子身上。

第 7 章

一代传一代

○ ° ○ ° ○ ° ○

心中充斥着羞耻感的父母，创造出一个心中满
是羞耻感的孩子，而这个孩子长大后注定会养大另
一个心中满是羞耻感的孩子。这个过程会往复循环。

　　共依赖源于童年被虐待的经历，而核心羞耻感让这种疾病一代一代地传了下去。只要核心羞耻感传达给别人"不如别人"的信息，这个人便会自动地像共依赖者一样思考、感受和言谈举止。

　　羞耻感的侵袭将父母封于其中，引发对孩子的虐待行为，从而在孩子心中触发父母的羞耻感。孩子长大后，会和父母有一样的问题。心中充斥着羞耻感的父母，创造出一个心中满是羞耻感的孩子，而这个孩子长大后注定会养大另一个心中满是羞耻感的孩子。这个过程会往复循环。而让事情变得更糟糕和复杂的是，若一个孩子的两位父母都是这样的，那么他将接收到两倍的羞耻感。我想正是因为共依赖症状复合在一起，下一代才会变得越来越焦虑。

　　表 7-1 展示了这种疾病的根源（童年虐待）如何养育出共依赖的"发电机"（核心羞耻感），这台发电机（通过五种核心症状）驱动着共依赖前行，从而造成成年共依赖者（通过更多的童年虐待）将种子撒在孩子身上。

表 7-1　核心羞耻感是驱动共依赖的发电机

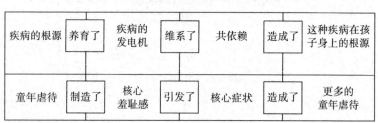

每一种症状都会造成某些不健康的养育方式。

- 当我们无法从内心而要从外界体验到自尊时，我们也无法恰当地尊重和接纳孩子本来的样子。相反，我们教会他们从他处获得自尊，因孩子的表现、外貌和成绩等而夸奖表扬他们。我们也自然而然地会因为孩子的错误、不完美以及他正常展现出的孩子的天性而羞辱他，因为我们的自我价值感是建立在孩子和他的表现上的。

- 没有恰当的边界感时，我们很可能无视孩子的脆弱（因为他们并没有边界感）并虐待他们。我们也没有教会他们如何形成自己的边界感——他们会模仿并内化我们不健康的边界系统。通过控制，我们将自己塑造成家中的神，阻碍了孩子与更高的精神力量有所连接。又或者，我将家中的另一个成员（伴侣或孩子）看作自己的神，这也会扭曲孩子与更高的精神力量的关系以及他们的精神生活。

- 当我们无法接纳并表达自己的身体现实、思维、情绪和行为时，我们反过来也不允许孩子拥有情绪、思维、行为和身体现实。当我们担负起引导孩子健康地进行思考的责任时，告诉他们"不能够"或"不应该"去感受他所感受到的，思考他们所思考的，而这是不健康的。过分地羞辱孩子，由于外貌、衣着或行为而粗鲁地对待他，也是不健康的。健康的父母会以一种坚定且充满支持的方式面对孩子不恰当的行为，给孩子以尊重与尊严。

- 当我们在照顾自己作为成年人的需求和愿望方面存在困难时，也会很难恰当地养育自己的孩子。依赖性过强的家长常常教孩子如何满足父母的需求，而非更好地去抚育孩子。过度独立的父母以自身作为榜样告诉孩子，向他人求助是可耻的。他们通常不会教给孩子，如何恰当地满足自己的需求，尤其是当孩子需要他人的帮助时。意识不到自己的需求和愿望的父母，常常会压得孩子喘不过气，他们会为孩子做各种各样的事情，暗暗地努力满足自己的（没有被意识到的）需求。

- 当我们很难做到在以适度的方式体验并表达自身现实时（无论脾气是一点就着，还是冷若冰霜），我们都难以为孩子提供一个稳定的成长环境。我们毫无秩序或过分管控的生活方式，都不会为孩子提供一个成熟的家庭环境，助他们长大成人。我们可能也不知道对处于不同年龄段的孩子该有着何种不同的期待，因此也无法知晓孩子何时需要我们去帮助他们做这个年纪该做的事。

表 7-2 对这些影响做出了总结。

表 7-2　核心症状如何导致非抚育性的养育行为

共依赖的核心症状	对孩子的影响
难以体验到恰当的自尊水平	无法恰当地尊重孩子
难以拥有适宜的边界感	无法避免地破坏孩子的边界感
难以接纳并表达自身现实状况	无法允许孩子接纳他们自己的现实状况，不允许孩子是不完美的

（续）

共依赖的核心症状	对孩子的影响
难以认识并满足自己的需求与愿望，与他人健康地相互依存	无法恰当地抚育我们的孩子，教导他们去满足自己的需求和愿望
难以适度地体验并表达我们的现实状况	无法为孩子的成长提供一个稳定的环境

家庭中的秘密代代相传

任何没有得到解决的、源于我们创伤经历的"秘密"或问题，常常会在我们的孩子身上重演，而这是共依赖者影响孩子的另一种方式。例如，如果一个母亲在 15 岁时被性侵后怀孕，并进行人工流产，但没有将此事告诉任何人，或从未解决与之相关的情绪创伤，那么她的女儿最终也可能怀孕，并背着父母悄悄地去流产，而这好像是在向全世界表明"这个家庭里有性侵害的问题"。如果一个小男孩是个小偷窥狂，其可能表明他爸爸有未被解决的童年性侵害经历。这听起来可能有些离奇，但我在工作中常常遇到。在共依赖疾病中，会有许多与性有关的秘密。

我相信这个惊人却又常见的现象与被损坏的边界感有关。孩子并不会神奇地且有意识地重演父母的秘密。但由于父母和孩子都没有形成恰当的边界感，所以孩子会观察或感受到经历过性侵害的父母暗暗地表现出与性有关的、不恰当的言谈举止（因为父母的未被解决的创伤经历）。孩子会重复类似的行为，且意识不到这样做是不恰当的（男孩扒在邻居家卧室的窗户上偷窥）；孩子也可能被一种说不清的内心冲动驱使，不顾家里的规矩，在性上做出出格的事情（一个年纪还小的女孩与男友或"友善"的成年人发生性行为）。有时，孩子碰到类似的、隐秘的、与性有关的遭遇，并非是因为他们不知道如何恰当地行事，或是由于某种神秘的内心冲动，而是父母促成了这种情形。一个小孩可能被保姆猥亵，而选中并信任这个保姆的父母，童年时可能也有被保姆猥亵的经历。

其他问题可能也会成为家庭中的秘密，如偷窃、酗酒或破坏公物等，这些会一次又一次地出现在家庭的历史中。虽然这看起来说不通，我们也不确定为什么会发生这种现象，但它们实实在在地发生了，我认为未被解决的创伤和边界感的缺失，与秘密在家庭代际间无意识地传播有着深深的联系。

不健康地养育孩子的方式包括哪些

到目前为止，我们已经提到了一些相关名词，它们与不健康的教养方式，以及让孩子觉得不如他人的抚养行为，或者说是对孩子的虐待行为有关。身体上的虐待、与性有关的虐待、情感虐待、才智上的虐待，以及精神虐待都可能会让孩子感到羞耻，造成其成年后的共依赖症状。本书的第三部分将对每一种虐待方式进行详细描述。

表 7-3 帮助我们回顾了共依赖完整的发展过程，其详细描述了孩子的天性、求生特征和核心症状的形成，以及共依赖对成人与其抚养的孩子的影响。

表 7-3　共依赖总结

孩子的天性	不健康的求生特征	成年人共依赖的核心症状	扭曲的自我认知和不健康的关系①	对孩子不健康的养育方式
宝贵的	觉得自己低人一等②或高人一等②	难以体验到恰当的自尊水平	伤害性地控制（为了自己，控制他人的现实）	无法恰当地尊重孩子
脆弱的	过于脆弱或坚强②	难以拥有适当的边界感	怨根（认为他人对我们做了错的事时，我们要惩罚他人的心理需求）	无法避免地破坏孩子的边界感
不完美的	不好的、叛逆的或好的、完美的②	难以接纳并表达自身现实状况	被扭曲的信仰或缺失信仰（难以与高于自己的精神力量产生连接感）	无法允许孩子接纳他们的现实，不允许孩子是不完美的
依赖的（黏人的、需求多的）	过于依赖他人或绝不依赖他人②，无欲无求	难以认识并满足自己的需求与愿望，与他人健康地相互依存	逃避现实（使用成瘾、躯体症状或心理疾病逃避我们的现实）	
不成熟的	非常不成熟（内心混乱）或过于成熟②（过于自我克制）	难以适度地体验自身的现实	亲密关系被损坏（难以向他人分享自己的一切，也难以倾听他人的分享）	无法为孩子的成长提供一个稳定的环境

① 在这一栏中，每一行之间没有横线分割，这表明这些内容与其他栏中的项目并不是一一对应关系，而是由任意意几个核心症状的组合引发的，且会导致任何对孩子的不健康的养育方式。

② 我们的文化相信，自大的、无比坚强的、完美主义的、绝不依赖他人的和非常自我克制的人是健康的。但实际上，这些都是共依赖的特征，且比另一个极端的特征更难治疗，而这另一个极端包括：觉得自己低人一等的、过于脆弱、叛逆的、过于依赖他人的和内心混乱的。

被社会默许的共依赖求生特征

　　这里要着重强调的是，孩子为了求生而发展出的特征和成年人的共依赖症状，都是两种极端。我们的社会认为，表现出一个极端上的特点（自大、无比坚强、完美主义、绝不依赖他人，以及"凡事尽在自己掌控"）的人是健康的，是能很好地适应社会的成年人。但是，未得以实现的人际关系、令人失望的事业和萎靡不振的生活所带来的痛苦以及其他问题，都表明他们并不是健康的成年人。我认为，曾经了求生而表现出两种极端特征中的任何一端的人，都是在饱受共依赖之苦。

对孩子有害的行为或忽视孩子，会残害孩子的天性，而这种不健康的养育方式是共依赖的成因，因此康复过程包含回顾过去和识别出早年非抚育的或具有创伤性质的经历。

第三部分

共依赖的根源

第 8 章

直面虐待

○ ○ ○ ○ ○ ○ ○

一些养育行为在某种文化中是可以被接受的，但这并不意味着它在事实上对孩子具有抚育性。如果某一事件让你感到异常羞耻，那么即使"大多数父母"都会这样做，它也可能属于虐待。

对孩子有害的行为或忽视孩子，会残害孩子的天性，而这种不健康的养育方式是共依赖的成因，因此康复过程包含回顾过去和识别出早年非抚育的或具有创伤性质的经历。理解你的过去，是从共依赖中康复的第二步——接受它确实存在于你的生活中，这是个起点。

在你仔细回顾早年经历时，请记住我们对虐待广泛的定义——任何非抚育性的或带来羞耻感的经历。一些养育行为在某种文化中是可以被接受的，但这并不意味着它在事实上对孩子具有抚育性。如果某一事件让你感到异常羞耻，那么即使"大多数父母"都会这样做，它也可能属于虐待。

帮助你评估过去的一些准则

在理解自己的过去时，以下一些准则会对你有所帮助。

1. 回顾从出生到 17 岁间的每一年。

2. 在你回忆自己的早年经历时，识别出那些具有虐待性质的体验，及其始作俑者。你的主要抚养者通常具有对你施加影响和控制的能力，他们（父母、代理父母、养父母或继父继母）是可能虐待你的人。主要抚养者也可能是祖父母、养祖父母或继祖父母。但虐待的实施者还可能是哥哥姐姐、叔舅姨婶、表兄弟姐妹或其他家庭成员，也可能是牧师神父、修女、保姆、老师、周末补习班老师或教练。在治疗过程中，浮出水面的一些最令人恶心的性侵事件常发生在更衣室，施害者则是教练。孩子也可能被陌生人虐待。

3.不要关注实施虐待的人是否意在伤害你，这是十分重要的一点。在你理解自己的过去时，并不必考虑意向与意图。以我的经验，大多数虐待孩子抚养者都不是有意为之的。

尝试去思考判定主要抚养者是否有意伤害你，会让你否认或轻视发生在自己身上的虐待。你很可能并不会把这些"可疑的"事件写下来，与他人谈论分享。虐待是创伤，无论是否有意为之，任何虐待都会对孩子产生负面影响。成年人通常会很清楚哪些是有意为之的虐待；而那些不是故意为之的虐待会更难浮出水面，更难被接纳为自己过往的一部分。所以在回顾过去、识别虐待事件时，请忘掉其背后的意图吧。

4.让他们负责，但不要责怪。承认真正发生在你身上的事，其目的是终结你对自己童年经历的虐待的下意识否认。识别出真正发生的事情的目的，明白你的抚养者是对其负责的人，这样你便能将虐待和那个经历了虐待的可爱孩子分开看待。明白抚养者对其负有责任，并不意味着你要指责他们，而是接纳自己对所发生的事情的理解，在非抚育性事件发生后与自己的情绪现实产生连接，理解这对你成年后生活的影响。

不断指责的思维定式会把你引入不断责难的歧途。指责意味着，自己身上的问题源于他人的所作所为，而你的康复之路将终止与此，不会再有进展。这就犹如你在说："正是因为你对我做的事，我才会成为如今这个样子，所以我完蛋了，我无力改变。这都是你的错。我只会一直在意你所做的事，而不会主动改变。"不断指责会将你和那个虐待你的人紧紧地铐在一起，而你的康复与否便取决于那个人是否会为你做出改变。在这一过程中，你将主动权交给了伤害你的人，自己则成了无助的受害者——没有了保护或改变自己的能力。不断地指责可能会让你深陷这种疾病，并病入膏肓。

对自己负责的意思是，接纳所发生的，并承认是何人所为，与此同时你也能够保护自己，并做出必要的改变，从过去的创伤中康复。对自己负起责任这一过程，会给予你开始康复的力量，并找到处理生活难题的工具，而施害者是否做出改变对此并无影响。

5. 避免将自己的过去和他人的做比较。做这样的比较会让你立刻开始轻视并否认自己的过往。温迪将自己的情况与珍妮做比较，说："珍妮遭受的虐待真严重。我还是不要说自己的了。我和她根本没法比。"无论你身上发生了什么，都是重要的。如果某件事情看起来令你蒙羞，写下来。请记住，父母做的任何令你蒙羞的事情，你都会有强烈的倾向将其最小化。

6. 在描述自己的过去时，将以下四个形容词剔除："好的""坏的""对的""错的"。这些都是带有评判色彩的词语，在描述中使用这些词，会让你很难看清他人的行为应由他们自己来负责。我们所害怕的是把他们视为做了"错"事的"坏"人。

当你描述童年中经历的痛苦的、令你蒙羞的以及并未顾及你的最佳利益的行为时，用"不健康的、功能失调的"来代替"错的"或"坏的"。当你提及那些对你有帮助的、具有抚育性的、让你对自己感觉很好的行为时，可以使用"健康的，功能正常的"来替换"对的"或"好的"。

7.重点关注你的抚养者，而不是作为抚养者的你。尽管你需要对自己不健康的抚养方式负起责任，但在此时将注意力引向你对自己的孩子做出的行为，可能会干扰自己的康复，因为你在忙于关注"自己有多么糟糕"，而无法清晰地看到自己童年遭遇的虐待。而直面这些遭遇，会让你既作为一个人，也作为一位父母，走上康复的道路。

当你陷入"孩子的这些问题都是我造成的"这种态度中时，你便困在了这种疾病之中，不断地重演父母在虐待你时，对你的指责。抚养者虐待孩子时，常常会责怪孩子说："你挨我的打（被我虐待），都是自找的。如果你上学不迟到，我就不会打你。"当你的抚养者（不知羞耻地）指责还是孩子的你时，由于他的虐待行为你也许会认为这是你的错，同时将父母身上的羞耻感感受为深深的自我缺陷感。违反父母制定的规则所引发的内疚感也许是健康的，但若父母利用你的缺陷，创造机会过分地羞辱你，给你带来羞耻感则会非常强烈。于是，在长大成年后，当你开始尝试回顾童年时，也许会感受到那背负在心中的羞耻感，选择扭头不去看抚养者对你做了什么，而去看你作为抚养者对你的孩子做了什么，这正如你的抚养者曾经责备你那样，你还在继续地责备你自己。

当一个孩子被过分羞辱时，他作为一个人的自我价值感便被打了折扣，我相信，任何被孩子体验为"被过分羞辱"的经历，都是虐待行为，无论社会文化是否认可，都不会改变这个事实。成年人很难直面背负在心中的羞耻感，但这种羞耻感常常将他们引向生活中那些具有虐待性质的经历。所以，承认并接纳发生在自己身上的与虐待有关的经历，是从共依赖中康复的重要一步。

8.在阅读后几章时，你会了解到主要抚养者做出的五类虐待（身体上的、与性有关的、情感上的、才智上的和精神上的）。请记住，孩子被他们的同伴或社会羞辱，也是属于虐待的范畴。

第一，身体上有天生迥异的特点或有身体缺陷的孩子，常常被其他孩子虐待。这些特点可能是大耳朵、大脚、突出的牙齿、过高、过瘦、过矮、超重或有身体残疾，脸上有一块巨大的胎记、有一只畸形的手、患有需要矫正器或轮椅的疾病。这类和身体有关的羞耻感，可能会妨碍成年后与性有关的活动。

第二，少数族裔的孩子，无论是黑人、墨西哥裔美国人、华裔或白人，如果孩子在长大的环境中属于少数族裔，那么他可能会由于自己的种族而被攻击或羞辱。

第三个会让孩子成为被虐待目标的东西（这也是不在孩子控制范围之内的事情）是不同于他人的性取向和偏好，而孩子通常会在早年便发现这一点。有的人告诉我，在年纪还小的时候，他们便知道自己是同性恋了，虽然那时他们并不知道有这样一个词。他们强烈地觉得自己和他人是不同的。最终，当他们识别出这种"差异"，并听到我们的文化中充满了否定同性恋的谈话时，他们便在不经意之间被"社会"狠狠地羞辱了。

重新审视我们的过去是康复的前提

为什么审视我们的过去是非常必要的？为什么做不到这一点会阻碍康复过程？至少有三个原因。第一，当你回想这些童年事件，并忆起它们时，你便能开始详细地看一看父母的养育方式对你产生了怎样的影响。第二，为了康复，我们必须把童年被虐待时感受到的情绪现实从身体中清理出去。将情绪现实和引发情绪现实的事件联系起来的唯一方式是知晓究竟发生了什么。第三，在不健康家庭中被抚养大的孩子，成年后的一个已经被充分证明的特点是，他们常常会选择去和那些会制造出与他们自己的原生家庭相同情感气氛的人交往。如果不回头看一看以前的事情是如何发生的，我们几乎也会无法看清如今自己的家庭中的那些不健康的部分。

然而，我们大多数人无法回忆起童年中所有的事情，且有些人对小时候某几年的记忆是空白的。那么，这些空白的记忆意味着什么呢？

第 9 章

抵触虐待的事实

o o o o o o o

　　为了让自己免受强烈情绪的影响，孩子使用的
一种方法是让记忆穿上糖衣，使其更加宜人；或用
另一种方法，即各种各样被我们称为心理防御机制
的保护措施，将记忆埋于意识之下。

有的来参加治疗的患者发现，他们对童年某几年的记忆是空白的。例如，他们可能回忆不起来6岁前发生的任何事，又或者他们记不起5～7岁时的事情，但有5岁之前和7岁之后的记忆。正如我们看到的，为了让自己免受强烈情绪的影响，孩子使用的一种方法是让记忆穿上糖衣，使其更加宜人；或用另一种方法，即各种各样被我们称为心理防御机制的保护措施，将记忆埋于意识之下。

心理防御机制

心理防御机制是健康的头脑让自己免受痛苦或威胁性经历危害的方法。一个例子是，至亲意外去世后，暂时性的自我麻木可能将我们与自己的情绪隔离。正常情况下，心理防御机制会及时地被撤销，从而让悲伤的人准确地体会自己的情绪。但当心理防御机制永久扭曲或隐藏情绪时，人将很难看清并体验到自己生活的过往。

对于在不健康的家庭中被抚养大的我们来说，为了生存下来、长大成人，我们不得不使用这些心理防御机制，将那些过于痛苦的被虐待的经历抹去。孩童时，这些防御机制或许正是我们所需要的，它们能让我们保持精神正常、情绪稳定，甚至在成长过程中，让我们免于丧命。没有它们的帮助，我们或许已经自杀，或患上严重的心理疾病，也可能以其他方式夭折于童年。

但是在长大后，这些曾经帮助过我们、救了我们命的防御机制，常常会表现出不必要的保护功能，而成为我们难以逾越的障碍，让我们看不清自己的、由共依赖这种疾病带来的威胁自我的症状。

能够清楚地认识并谈论我们生活中发生的事情，是直面共依赖并迈上康复之路的重要一步。因此，我们需要了解这些心理防御机制，以及它们如何破坏了我们对当下生活清晰的认识。

在本书中，我会讨论六种心理防御机制。压抑（repression）、压制（suppression）和更为严重的解离（dissociation），当过往经历引起激烈情绪的体验时，这三种防御机制是我们童年中主要使用的。但是，当这些防御机制在我们成年后继续发挥作用时，它们会将大部分生活的过往从我们的意识头脑中移除。在成年共依赖者尝试评估自己的共依赖症状且回顾过往重建记忆时，弱化$^{\ominus}$（minimization）、否认（denial）和妄想（delusion）这三种防御机制会干扰这一过程。

混乱痛苦行为的成因

心理防御机制将我们在原生家庭中被虐待的记忆挡在意识之外，那么我们成年后，可能会和一个同虐待我们的父母一模一样

$\ominus$　也可称为最小化。——译者注

的人结婚，而我们看不到这一点。如果某些或全部的成长记忆被扭曲或抹除，我们便会看不清未来伴侣和曾虐待我们的父母之间的相似之处。防御机制让我们意识不到，婚姻中的伴侣会帮助我们全部或部分地去复制我们成长中那充满虐待的环境。同样，由于当心理防御机制运作时，我们也看不到自己在成年后在不健康关系中的思维、情绪和行为，所以我们也无法真正理解，自己本可以在"两败俱伤"的情形下做出不同的反应并切实为之。相反的是，我们觉得自己疯了，而这是大多数共依赖者第一次寻求帮助时主要的抱怨。"我简直像个疯子一样。好像和什么失去了联系。"防御机制将现实与我们分割开来。

无法了解自己的过往或扭曲自己的经历，都会造成这种发疯的感觉。对我们的过去有一个清晰的认识，是远离发疯感、避免被自己的过去所控制的途径。了解这些心理防御机制能帮助我们辨认它们，并了解它们如何阻碍我们澄清过往、妨碍我们察觉当下这不可控的症状。

压抑、压制和解离

孩子会使用压抑、压制和解离来处理被虐待的创伤经历。这些防御机制将记忆从意识中移除，否则这些记忆会压垮孩子的精神。这样的创伤经历会让被虐待的孩子陷入深深的、无法忍耐的痛苦和恐惧之中。如果你的童年中有这样的记忆空白，那么或许是你曾使用某种防御机制去保护自己。

　　压抑是自动地、无意识地去忘掉那些过于痛苦的记忆。压制是有意识地选择忘记过于痛苦的经历。解离所涉及的是，在虐待发生时，孩子将"他是谁"与自己的身体分离开来，让那个内在"自我"到另一个地方，在那个地方将不会以任何方式看到、听到、感觉到或体验到虐待。孩子常常在感到自己受到致命威胁时，才会使用解离。孩子所恐惧的是，他们的身份属性将被摧毁，或是他们的身体将被毁坏，如在乱伦、猥亵或被严重殴打时那样。

　　压抑发生时，痛苦和令人惊恐的记忆会自动转化为无意识，被彻底丢掉。将某一事件压抑的成年人，无法使用主观意愿接触到这段记忆材料，因为那段记忆是无法被回忆的。而被压制的记忆材料常常是可以被忆起的，因为压制更多是有意为之的结果。

　　例如，拜特在他小时候，看到他爸爸打他妈妈。拜特看到她躺在地板上，脸上都是血。如果他使用压抑去处理这段记忆，以后是无法将其记起来的。而若他压制这一记忆，在目睹时，他会刻意地告诉自己："这太可怕了，我要忘掉它。"随后，他便忘记了。无论拜特使用压抑还是压制，他在这场虐待发生的时候都是认知清醒的，并体验到了一切：他看到了、体会到了对这场虐待的情绪，并产生了对其的想法。

　　在两种情况下，与这一场景有关的信息都进入了潜意识，但如果拜特使用的是压抑，这段记忆便会消失无踪，而拜特不会意识到这一过程，即使他想要（在童年或成年后）回忆，这些被压抑的记忆材料也是不可用的。然而被压制的记忆材料，在有意识的努力下，常常是可以被回忆起来的，或是当拜特读到与虐待有关的信息，意识到成年后的症状与发生在童年的创伤经历有关，在绞尽脑汁后，就回忆起来了。

如今拜特像一个"已成年的孩子"，来参加治疗，他看起来依然在使用压抑和压制的心理防御机制。我的判断依据是，当我让他和我说说他的童年时，他没什么可说的，或者对童年的叙述是碎片化的。对某几年、某一段时间或某个人的一些事，他记不起来，或者他会说："我什么也记不起来，皮亚。如果我什么经历也没有，我该怎么告诉你我的经历呢？"

但当我在与他讨论不同类型的创伤时，拜特可能突然体验到被压制的记忆又回来了，并说："哦，天啊，这也发生在我身上！我完全忘记了！"所以借助外界的帮助，如听课、读一本关于童年虐待的书，或参加一个有类似经历组员的互助小组，拜特的潜意识可能会开始将一些被抑制的记忆释放出来。

如压抑一样，解离会将某事件从孩子的脑中彻底移除。当孩子的身体依然处于房间中，继续受到虐待时，在情绪上和心理上，孩子已经"离开"了。虽然依然在感受躯体的痛苦，孩子的身体也依然在被虐待，但孩子在情感上和心理上已经不在现场了，并且在解离发生后，已经"感受"不到虐待了。但是当压抑和压制发生作用时，孩子在身体、心理和情绪上，依然体验着正在发生的虐待所带来的巨大冲击。

在解离体验中，孩子的意识脑常常会到至少三个"地方"中的一个（其实可能有更多）。到达这三个地方的难度依次增加。第一个地方是水平的移动，躺在、坐在或站在身体旁边。第二个地方是垂直移动，漂浮起来（或下沉），向下或向上看着正在发生的一切，但什么也感觉不到。第三个地方是消失在自己的内心深处，看不到、感觉不到，也听不到任何东西。这种感觉常常被描述为犹如置身于黑洞之中。如果孩子到了第三个地方，在之后的治疗中，记忆将很难被溯回。我认为，最严重的虐待发生时，才会出现第三种情况。

来参加治疗的、有解离体验的人，看起来和使用压抑防御机制的人没什么两样。回忆中存在着空白。但是对解离状态下的那段创伤经历的记忆，可能通过自发性退行[⊖]的方式被溯回。

在你从书中读到相关话题时，自发性退行通常是不会发生的，但在这里，我将做简单的描述，这样你便能了解它会是什么样子。在自发性退行的过程中，在解离中丢失的记忆会被溯回。这通常在治疗师的引导下，发生在治疗之中。在团体治疗中，当治疗内容触发了被解离的记忆时，它也可能会出现，正如"自发"一词所代表的含义一样。但通常来说，在治疗师使用某种治疗技术引导来访者的情况下，自发性退行才会出现。

在自发性退行中，人会一下子回到过去，戏剧性地重新体验童年的创伤事件。通常情况下，在治疗中，被压抑和压制的记忆被重新提取后，会以一种相对平静的方式表现出来；而在自发性退行发生时，人会坐在那里，闭着双眼，感觉再次体验到曾经的事件，并感到事件发生时所体会到的同样强烈的情绪，而人的身

⊖　退行指使用童年的某种行为方式处理当下心理压力。如一位 35 岁的患者，在治疗中突然表现得像个 5 岁的孩子。——译者注

体也几乎会以同样的方式扭曲，因为他曾经使用同样的动作试图逃离那份痛苦。因为潜意识脑没有时间上的先后概念，所以当被虐待的记忆重现时，来访者在脑中被送回至那一时刻。这样一来，由曾经的事件所带来的痛苦，便可能重现并得到治愈。来访者再次体验被虐待的经历，犹如回到了事件发生时他所处的年纪。随后，被虐待的孩子重回到当下的治疗室中，回到自己成年人的年纪。

有时，在退行中，人会再次进入解离状态，但最初的解离与在具有治愈性的退行中发生的解离之间是有区别的：当后者发生时，治疗师会提供支持和帮助；在解离结束后，即使关于虐待的一些事实遗失在了记忆中，来访者或许能忆起初次退行时究竟发生了什么。

当然，因为来访者曾通过孩童的感官来认知虐待事件，所以某些细节（所见、所听、所闻等）或许是混乱扭曲的。但对于治疗而言重要的是，某种虐待确确实实发生了，大量被触发的情绪压在孩子心头，即使孩子已经长大成人，这些情绪仍让人感到衰弱无力。

弱化、否认和妄想

在治疗中，我们经常会遇到一些对自我产生威胁的，或一些威胁到我们继续保持成瘾习惯的信息，而这些信息之后会一下了"消失"，即使被详细询问，仍然记不起来。这种弱化、否认和妄想的心理防御机制，也会让我们带着扭曲的观点看待自己的过去和现在。

弱化的意思是，我降低自己所做、所思或所感的重要性，认为他人对同一件事情的行为、思维和感受比我的更重要。例如，当我被各种责任压得喘不过气时，对某人或某事做出超出自身能力范围的承诺而变得疲惫无比、脾气暴躁时，我告诉自己这没什么。我告诉自己只要能够计划好、组织好，一切都是没问题的。但当我听到我的朋友旺达对类似的事抱怨，由于将太多的责任压在自己肩头，而没有了自己生活，她时常很累，总对孩子、同事、老公和朋友动怒时，我会想："哎，她难道看不出自己根本忙不过来了吗？她为什么不能放下一些责任呢？她这样迟早会崩溃的！"我虽然意识到自己也已不堪重负了，但我说服自己接受了它给我生活带来的混乱，接受了我的生活正在变得不再受自己掌控的事实。我在将其"弱化"。

童年时，弱化是如下这样发挥作用的。泰瑞看着爸爸打妈妈。她感到无比震惊和害怕，但她将其弱化；在这一切发生时，她对自己说："好吧，这确实发生了，我真的很痛苦，但情况也没有那么坏。"对这件事情的记忆依然在她的意识脑中。泰瑞可以提及它、描述它，她知道它确实是发生了。但作为孩子的她，说服自己不要完全去体验自己的情绪，即使她模糊地知道，自己对这场殴打的情绪"有哪里不对劲"。

后来，作为成年人的泰瑞来参加治疗，听了我关于童年虐待的课之后，她依然使用弱化，将目睹爸爸打妈妈对自己的冲击影响打了折扣。当她对我说"我听你讲到，看到爸爸打妈妈对孩子来说算是一种虐待，我知道这发生在了自己身上，但对我而言，并没有那么糟糕"时，我发现了这一点。

还有一个使用弱化的例子，发生在酗酒者被责备喝得太多而烂醉如泥时。被指责的人可能会声称或确实相信自己只不过是喝了"几杯"而已（而实际上，他已喝了一升多的威士忌）。这个人正在使用弱化这一心理防御机制。

当使用否认时，我告诉自己，这种忙得四脚朝天的状态没有一点问题，虽然其他人可能根本受不了忙成这样。生活就是这样的，我必须尽力而为。我的日程表并没有排满，每个人都有许多事要去做。我清晰地知道自己每天必须做完多少事情，却意识不到自己所承受的精神压力，以及巨大的工作量带来的愤怒、恐惧和痛苦。我否认自己这种奇怪的、过于忙碌的状态，却能清晰地看到由于旺达肩负了太多责任，她的生活已经失控。

童年时，否认这种心理防御机制在泰瑞身上是如下这样发生的。她看着被爸爸殴打的妈妈，感受着这场虐待，对自己说："父母之间争执吵架，没有一点问题。"她意识到了殴打的发生，但没有感受到任何情绪，因为她"否认"这一事件的严重性。

长大成人后，她依然会使用否认这一心理防御机制来对抗持续发生的虐待。在课上，我举了一个叫辛迪的孩子目睹她爸爸打妈妈的例子。当泰瑞听到我对她说，让孩子看到父母之间大打出手是对孩子的虐待时，她会说："皮亚，我同意对于辛迪来说，目睹这一切是对她的虐待，但对我来说完全不是这样的。"

　　如果一个处于"否认"状态的酗酒者被指责喝醉了，他可能会说，其他人喝了一升多的威士忌可能会醉，但他并不会。"我酒量比其他人大，我可没有醉！"处于否认中时，我们能看清并理解他人生活中的事实，却无法看清发生在自己生活中同样的事实。

　　妄想这一心理防御机制的影响更加深远和严重。妄想意味着尽管事实与我们相信的东西完全相反，我们却依然对其坚信不疑。这意味着我们能看到事实，却无法赋予事实以恰当的意义。例如，我的一个朋友在小时候被他妈妈性侵。但是他拒绝相信她所做的是对他的性侵，而坚持认为她"仅仅不是一个善良的女人而已"。他对母亲的品行有所妄想，其强烈程度超过了母亲确实性侵了他这一事实。

　　我长大成人后，依然处于妄想之中，坚信长期过于忙碌，总是排满日程表的状态是正常且健康的。当我听到有人说，让自己长期处于巨大的精神压力下是多么不利于身心健康，并且听到旁人说人们需要一些自己的时间来娱乐放松时，我会对自己说：这些并不是真的。一个真实的人是无法在现实生活中做到面面俱到的，若能的话是再好不过了，但这并不现实。带着妄想的我可能同样会告诉我的朋友旺达："快振作起来，姑娘！生活就是这样，要去完成所有事情，这并没有错。你觉得很累且焦躁，可能只是因为感冒了。调整好心态就好了。"我的妄想非常强烈，这让我觉得，即使这种连轴转的工作状态已经影响到了他人，也是正常和健康的。

在我的课上，当泰瑞听到我提到辛迪看到她爸爸打她妈妈的例子时，她对我说："皮亚，你说辛迪看到的东西对她来说是具有虐待性的，但其实并不是这样的。父母只不过在吵架而已，这很正常。没有人在伤害辛迪。如果两个人想打架的话，我并不会去管。"她所妄想的内容是，父母在孩子面前大打出手，对孩子是无害的。

但事实是，目睹自己生活中一个重要且不可缺少的抚养者对另一个抚养者大打出手，对孩子来说无疑是一种虐待。处于妄想中的人能够"看到事实"，但无法接受这些事实是真实的，所以他表现得好像这些可怕的事实并不可怕。

在共依赖中，妄想是泛滥的，将其从自己身上识别出来是重要的。在成年生活中，共依赖症状让我们以及我们所爱之人的生活中充满了各种痛苦的情绪，但我们的妄想告诉我们，只要有足够的时间，"一切会有所好转的"。虽然我们常常在自己的生活和关系中看到让自己痛苦和恐惧的事情，但生活在妄想中的共依赖者，却生活得好像那些事根本不会让自己痛苦和恐惧似的。有时，我们处在一段具有虐待性质的情形或关系中时，可能看不到自己正在被严重地虐待这一事实。

正如其他心理防御机制一样，妄想是很难被我们发现的，而这便导致了一个严重的问题：我们不知道自己已被妄想迷惑。我们生活在一个基于幻觉的、不真实的世界，但我们将不真实的世界视为真实的。因为我们承受不了生活本来的样子，我们常常会对尝试指出妄想中谬误的人大发脾气。这让我们变得十分脆弱，因为现实本身和知道现实本身的样子的人，都会威胁到我们现有的世界观。处于妄想的人倾向于将自己与那些可能揭露生活真相的人隔离开来。

通常来说，在治疗中，来访者在自己的孩子身上重复着他们自己童年时接收到的不健康的行为，且不愿承认那是不健康的，而他们很难接受我对他们妄想的质疑。处在这种情况下的人意识不到他们拒绝改变自己的认知。他们坚持相信被自己的妄想扭曲的"现实"。

对我们这些共依赖者的康复而言十分重要的是，既要明白什么是心理防御机制，也要理解其在如何影响我们的生活。接纳以下事实会对康复有巨大的帮助。

- 成年共依赖者在使用各种心理防御机制。
- 我们看不到自己的防御机制。
- 为了康复，我们必须允许自己信赖的人在他们认为我们在使用心理防御机制的时候，当面向我们指出来。
- 虽然这个过程会很难，并且我们可能会在那时感到恐惧或愤怒，但我们必须听取他人的建议，冲破防御机制，走向康复。

当你在本书中，读到共依赖的症状以及对虐待的描述时，你也可能会在面对自身现实的过程中遇到一些心理阻抗。

身体记忆和情绪记忆

追踪身体记忆和情绪记忆这两个指标，便可以复原那些丢失的记忆。它们就像被小心加密的电脑密码。一旦操作电脑的人输入密码，便可以访问电脑程序。类似的是，一旦一个人认出了一种令人恐惧或痛苦的情绪或身体记忆，他或许便能顺着那些记忆，获取潜意识中与虐待有关的信息，而这些信息在虐待发生时，便已被抑制或解离掉了。这些富有价值的数据随后可能被带送到意识层面（在一位技巧娴熟的治疗师的帮助下），随后便可以开始处理与这段记忆有关的感受，从中获得治愈。

身体记忆是一种突然发生的躯体症状，而这不一定与当下的外部刺激有关。比如，你可能正在舒舒服服地坐着读书，然而突然你感到脑袋里一阵刺痛，然后一阵头晕或恶心。又或者你突然觉得胳膊被踢了一脚，或有好像有人在掐你的脖子。可能你觉得好像脖子后面被掐了一下，也可能觉得大腿根一阵疼痛。类似的知觉就是身体记忆。

情绪记忆是一阵突然的、强烈的、无法被当下经历解释的情绪体验。情绪记忆通常以四种主要类型浮现出来：愤怒、恐惧、痛苦和羞耻。我也把情绪记忆称为"情绪的袭击"，因为它们像不速之客，不知从何处突然出现，来得如此迅猛。以愤怒形式出现的情绪袭击，我称之为"暴怒袭击"，以恐惧形式出现的是"惊恐发作"或"偏执发作"。痛苦的情绪记忆是突然的、强烈的无助感，常常伴随着自杀的想法，或让人相信这种强烈的痛苦会置人于死地。"羞耻袭击"是一种突然的、深厚的、剧烈的"自不如人"感，这让人觉得没有价值、不称职，自己很差很笨或很丑（对于自己的贬低性的话语，常常来自羞耻袭击的过程中）。

身体和情绪记忆的存在表明，虽然我们的大脑强大到能将记忆埋进潜意识中，并且能"知道但不记得"，身体却从来不会忘记虐待中的痛苦经历，并将一直试着让我们看清关于自己的现实。

例如，当我就这个话题讲课时，通常在听众中有人会说："皮亚，我现在脑中就有那些记忆。好像有人把手放在了我的脖子上，我很害怕。"感到脖子上有一只手的经历是身体记忆，对其的恐惧感是情绪记忆。

直面你的心理防御机制

如果你是一个共依赖者，那么在童年时，你必须用上文中的六种心理防御机制保护自己。弱化、否认、妄想、压抑、压制和解离几乎总是在共依赖者身上发挥着作用，因为它们让你从那些惹你愤怒、将你压垮的事件中幸存下来。因此，当你读到下文中关于虐待的描述时，请注意，它们很可能作用在你身上，而在你继续阅读时，请允许它们继续作用于你身上。

我们的社会支持父母以非抚育性的方式抚养孩子。在不健康的家庭中，孩子也许会表现得行为端正、适应良好、成绩优异，并且是很好的家庭成员；或者他们可能看起来娇生惯养、专横残暴、杂乱无序，处处引起混乱。正如我们看到的，任何一类特点都可能是孩子内在适应的反应，也就是说，孩子如此这般才能在不健康的家庭中幸存下来。我们已经了解到，这些适应性调节导致了成年后的共依赖。下文会介绍来自孩子抚养者的非抚育性的或创伤性的养育行为。

第10章

身体虐待

○ ○ ○ ○ ○ ○ ○

　　只要抚养者以某种方式攻击孩子的身体，如用物体击打孩子的身体、掌掴、拧、掐、揪头发或撞头，就算是身体虐待。孩子所经历的疼痛和痛苦，让他们失去了自尊并吸收了抚养者的羞耻。

所有形式的虐待（身体的、性的、情绪的、才智的或灵性上的）可能是毫不隐晦的或是在暗中进行的。虐待可能让受害者充满力量感，也可能剥夺其力量感。

公开虐待与隐秘虐待

公开虐待是发生在外面被人们看到的。孩子清清楚楚地知道其存在，因为现实是如此清楚。隐秘虐待是被隐瞒的、狡诈且间接的。它具有暗示性且不易察觉的东西，包括暗中操控，而不是对孩子直截了当地控制。隐秘虐待还包括父母对孩子的某种忽视，例如对孩子精神抚育或身体抚育需求的忽视。人们更难从隐秘虐待所带来的影响之中康复，因为人们很难对其进行识别。由于人们从未"亲眼见到虐待的发生"，所以也很难说这些无人提及的经历给他们带来的伤害。关于隐秘虐待的一个例子是，若孩子不服从父母的控制，父母便会撤回爱与支持（在感情上抛弃孩子）。

错误地给予力量感与剥夺力量感的虐待

虐待是错误地给予力量感或剥夺力量感。当虐待剥夺孩子的力量感时，这羞辱了孩子，将孩子的价值感夺走，使他们成为"不如他人"的人。

　　错误地给予力量感的虐待是以不正确的方式教孩子说他们优越于他人。因为我们所有人的价值是一样的，教导人们相信自己是优于他人的做法是错误且不健康的。

　　错误地给予力量感所带来的后果是，孩子长大后会成为犯罪者和侵害者。如果孩子同时经历了给予力量感和剥夺力量感的虐待，那么可能会在"我不如他人"和"我优于他人"之间反复，在其中一个极端所处的时间取决于这种虐待经历的数量。两种虐待都经历过的人，康复起来并不难。

　　只被错误地给予力量感，而从未被剥夺力量感的孩子，常常处在一个难对付的位置上，他们会肆无忌惮，用虐待行为控制他人，愈演愈烈。他们常常无礼地冒犯他人，可能相信自己具有强取豪夺和利用他人的资格。

身体虐待

　　身体虐待发生与否，取决于主要抚养者对待孩子身体的方式。孩子的身体被尊重，还是被攻击或忽视？只要抚养者以某种方式攻击孩子的身体，如用物体击打孩子的身体、掌掴、拧、掐、揪头发或撞头，就算是身体虐待。孩子所经历的疼痛和痛苦，让他们失去了自尊并吸收了抚养者的羞耻。

　　如果一个父亲在身体上虐待他的孩子，身体被攻击的经历会告诉孩子，他的身体是不值得被尊重的（他的身体是羞耻之物），而且他没有权利让自己免于疼痛，他没有权利对发生在自己身体上的事情有所控制。这便产生了父亲控制了儿子身体的效果，而表达出"对你的身体，我想怎样便怎样"的信息。

看似是管教，其实是虐待

许多时候，身体虐待常常被伪装为对孩子良好的管教。我认为，在身体上对孩子进行的健康管教仅仅是用手在有衣服覆盖的孩子的屁股上轻轻击打，而不至留下瘀青和红印，不让孩子的大脑受到震动，同时父母并没有将过分的羞耻注入孩子心中。用手是因为可以让父母感受到自己是否打得太重，因为父母的手也会感到痛。覆盖着衣服意味着孩子的裤子没有被脱下来，孩子没有在性方面上感到被暴露或羞辱。同时我认为，当孩子还小的时候，当他们把手放到你认为不该放的地方时，恰当的管教方式是轻轻拍打孩子的手掌。

健康的身体管教更多的是一种父母的关注，而非惩罚的实施。当父母指出孩子的不完美时，孩子自身的羞耻感会被触发，但健康的管教应该包括让孩子知道，需要改变的只是行为本身；而孩子作为一个被珍爱且美好的人，只需要在行为对他人或社会造成伤害时，纠正自己的不完美就好。

依我看，在孩子六岁左右，用手击打孩子覆盖着衣服的屁股，甚至都是不合适的。而父母可以向孩子解释做出那些行为是不能被接受的，并指出孩子需要如何改变，并且表明如果孩子不改的话，会有什么样的后果。如果孩子没有遵照父母的引导，父母要坚持做出这些令孩子不愉快的惩罚。例如，若一个处在青春期的孩子回家过晚，不要打他，你可以说："明晚你不许出去玩了。"

理解"行为与后果"与"罪行与惩罚"之间的区别是很重要的。如果可能的话，后果应该是一个与事件有关且合理的后续，在孩子看来，这和他的冒犯行为应具有相似的分量。例如，晚回家一次罚一晚不许出去玩是有根据的，但罚两周便是不合理的。

下面这个例子来自维吉尼亚·萨提亚的《新家庭如何塑造人》（*Peoplemaking*）一书，其中她描述了后果与惩罚的区别。比如，你那在上初中的孩子每天都忘记带午餐。于是他打电话给你（他的妈妈），你便把午饭给他送去。为了不再让这一行为模式继续，你坐下来和他说："查理，你看，没有为午饭做好安排的后果是挨饿。"然后当他再一次忘记带午饭并给你打电话时，你可以说："抱歉。我们昨天晚上聊过这件事了。没带午饭的正常后果就是得挨饿。我今天不会给你送饭了。"

如果没有家庭成员干预孩子的行为，惩罚性的后果应该和生活中本该发生的行为结果尽量地接近。换句话说，一个人在公共场合扰乱治安，那么他可能会被逮捕，并关进监狱。如果有人在电影院捣乱，那么工作人员可能会把他赶出去。所以当全家在看电视时，若一个小男孩在家里捣乱，那么把他从这个屋子里请走，让他到不打扰其他人的屋子里，这样做是恰当的。这个过程向他传达的信息是，他打扰他人的行为是不被家人所接受的，且他只能在不再捣乱之后才能回来。

健康的父母不会在身体上攻击一个孩子。我在反对家庭中的无政府状态的同时，也强烈主张健康管教孩子的方式是关心。请把孩子的身体看作一个价值 2.5 万美元的花瓶。扇打、脚踢、拳击、抛扔都是不安全的，因为它很贵重，很可能被损坏。父母使用这类虐待，会打碎孩子的灵魂和价值感，正如名贵的花瓶会碎于粗心大意的人或有意行恶的人之手。

悲惨的身体虐待

大多数人都知道，悲惨的虐待是错误且违法的，其中包括一些极端形式的身体虐待，如有意用火烧或烫孩子、弄断孩子的手、用点燃的香烟烧孩子的生殖器、打裂孩子的头骨，或通过惩罚性的击打让孩子的内脏受伤。很明显的是，在这些例子中，父母对孩子身体毫不尊重，而其他形式的身体虐待也可能对孩子造成有害的后果，因为其中会伴随着对孩子的羞辱。

使用工具

有的人使用工具打他们的孩子，如使用皮带、梳子、椅子、铲子、钢琴腿、从院子里木丛中捡来的枝条、鞋、木勺子或苍蝇拍等。这些东西被用来惩罚一个孩子，很有可能意味着虐待的发生。使用工具击打孩子会令孩子感到非常羞耻，而且父母并不知道有多少疼痛被施加在孩子身上，因为父母自己并不会感觉到。

孩子越长越大，身体上管教的作用便越来越少。有人向我抱怨说："我十岁的孩子再怎么打也不听话了。"孩子变得越来越能够忍耐和反抗了。如果孩子十三四岁，和父母的块头差不多时，他们可能会开始攻击父母，因为这便是父母通过恶劣的体罚教给孩子的。

其他形式的身体攻击

扇耳光，虽然很常见，但也是一种非常羞辱孩子身体的虐待方式。我认为这可能是在不适用工具的虐待方式中最糟糕的一种了，因为脸是一个明显的、可辨认的身份标识。

揪头发、撞脑袋、拽耳朵、捏掐或摇晃孩子，也具有虐待性，因为孩子的身体没有通过尊重甚至安全的方式被对待。孩子的大脑是非常娇弱的。当孩子娇弱的小脑袋撞到墙上，或两个孩子的脑袋撞到一起时，可能会发生脑内挫伤。

理解这些虐待行为的一种方式是，想象一个成年人正在殴打另一个成年人，或揪另一个成年人的头发。我上前便猛拽你的头发，抓着你的头往墙上撞，拉你的耳朵、扇你的脸，或猛力摇晃你，无论在这之前你对我说了什么，这都是不能被接受的。这对你的身体是非常不尊重的。在美国文化中，我们知道以这样的方式对待另一个成年人是错的，并且会以法律的方式予以反对。比如，如果我对你做了这些事，你可以让我被逮捕。将尊重他人身体的法则用到孩子身上，也应是正确的。

性－身体虐待

有的人在身体上虐待、"管教"他们的孩子，将其作为一种对自己性刺激。有些身体上的击打是含有性意味的，这其实是一种性－身体的虐待，因为父母通过接触孩子达到在性上刺激自己的目的。对孩子来说，这种仪式性的殴打成了无法解释且令人恐惧的事情。从孩子的视角看，这种虐待的发生是有计划的、有组织的、反复的、公开的、具有进攻性的，而且是不可预测的。

让孩子痒到歇斯底里

有些挠痒也是身体虐待。我指的不是那种几乎所有人都可能在婴儿下巴上挠一下的那种挠痒。我指的是那种，例如父亲压住女儿，将她挠痒到要么歇斯底里地大哭要么歇斯底里地大笑，让她觉得身体完全不在自己的控制之下，她有时候会尿湿裤子。这类虐待同样可能发生在男孩身上，当然也可能由其他家庭成员做出，包括哥哥姐姐或姨姑伯舅。这样做的人是为了控制孩子的身体，视其为一个物体。其所传达的信息是："我是父母。我对你的身体想做什么便做什么，因为我在家里的地位最高。我会把你压在地上，把你挠痒到歇斯底里，我有权力这样做。"这种行为是不恰当的，对孩子来说是痛苦且羞辱的经历。

有时这种挠痒可能是一种隐秘的性 - 身体虐待。这种挠痒行为可能从成年人发泄怒火的身体虐待，变为父母通过挠痒而在性上自我刺激的性虐待。

过少或过多的身体滋养

恰当的身体滋养是孩子基本的依赖需求，特别是对婴儿来说。孩子长大后，应该被允许对由谁以及在何时触碰他的身体有所掌控。如果孩子年纪小时，没有人提供身体上的滋养，或孩子长大后身体滋养没有减少，都具有虐待性。

对婴儿的身体滋养包括搂抱、拥抱、触摸、轻轻摇动、走进以及亲近。这会让孩子知道，他是被触摸的，他那小小的身体是被珍爱的，以及你知道如何在身体上抚慰他。这类身体滋养是很重要的，如果不到一岁的婴儿没有得到足够的身体滋养，则可能会死掉。

缺乏恰当的身体滋养，是一种被身体虐待的经历。当孩子没有得到足够的身体滋养时，他从抚养者那里得到的信息是："我不想碰你。别碰我。每个人都很冷漠，没人会碰你的。"

一个童年时只有很少身体接触的人成年后，会和在童年时被扇耳光、踹打的成年人遇到同样的问题。孩子在被攻击中知道了身体接触会带来疼痛。没有得到足够身体滋养的孩子，也会发现身体接触是痛苦的——情绪上的痛苦。由于与他人发生身体接触是不熟悉且令人害怕的，所以他会避开。不想在身体上被触碰的原因是不同的（情绪上的痛苦与身体上的痛苦），但在行为上的表现是相似的。

在另一个极端上，过多的身体接触、拥抱以及身体上的羁绊（特别是在孩子长大后），会让孩子感到透不过气。

孩子在成长过程中所需的身体接触和拥抱，可能比父母或其他家庭成员所给的要多，而这使得他没有感觉到被爱与安全。

逐渐减少的身体滋养

在一开始，孩子需要大量的身体滋养，但随着孩子长大，他们变得越来越自主，对身体滋养的需求也随之下降。如果与此同时父母没有减少强烈的身体滋养，身体上的羁绊便会给孩子过多的心理负担。一个体验过多身体滋养的孩子常常会想："哦，天啊！我妈妈又来了。她又要来亲我了！我得离她远些。她太过了。"

比如，当金妮还是婴儿的时候，她需要很多直接的身体滋养。睡醒后，她需要被搂着、被抱着、被轻轻拍着、被轻轻摇晃。但是随着成长，她自然而然地不再需要这些亲近行为了。她开始对周围的世界产生好奇。她妈妈会把她抱起来或抱她一下，她会觉得："这样挺好的。"随后她便想离开妈妈的膝盖去玩耍了。

金妮开始学会走路时，如果妈妈心理足够健康的话，就会开始后退一些，逐渐减少与孩子身体上的接触，等待金妮来找她，而不是过多地去找金妮。之后，当金妮学会说话时，会学会主动找到妈妈，说："我很难过。可以抱抱我吗？"因此妈妈从经常与女儿有直接的身体接触转变为逐渐减少；妈妈会等金妮主动来告诉自己，什么时候需要拥抱，什么时候觉得已经够了。

但与此同时，孩子长到 12 岁之前时候，父母并不能放松警惕。在这之前，父母依然需要紧紧地关注孩子需要哪些身体滋养的信号。孩子可能受到了伤害，需要父母却不知道如何开口求助。所以父母应该主动上前问孩子："告诉我发生了什么。我碰你可以吗？你需要拥抱一下吗？"孩子还很小时，父母可以不经询问便触碰或拥抱孩子。但孩子越长大，越要由自己来决定身体被触碰的程度。当孩子长到 10～12 岁时，他的态度常常会是："如果我需要一个拥抱的话，我会告诉你的。没有我的允许，不要碰我。"

当然，不同的孩子对亲近的需求也有不同，但我所尝试的是在身体上滋养孩子这个问题上，指出一个大概的方向。在缺少早期身体滋养或身体滋养不健康的家庭中，共依赖者最好和其他家庭成员讨论自己该在哪些行为上做出改变，这样其他家庭成员便不会将这种改变体验为虐待（例如，如果一个妈妈没有对儿子解释她为什么不得不突然减少一直持续着的对儿子的注意力，孩子可能会想，"我做错了什么?"或为什么妈妈"不再爱我了")。

目睹对他人的身体虐待

目睹他人被虐待，本身也是一种极大的虐待。女儿可能是这个家庭中"懂事的小大人"，但她哥哥可能由于很反叛，天天会被揍。而女儿可能不得不坐在屋里，听着哥哥被揍时候的喊叫，或者不得不目睹这一场景，因为爸爸让孩子排好队，看着彼此被揍。不得不目睹这一切的孩子，会在情感上体会到痛苦，而这对孩子的影响是深远的。在旁边目睹的孩子所接收的信息是："这也可能发生在你身上。好好听话。"同时这也会引发巨大的恐惧感。

在我遇到的最难的案例中，来访者的妈妈在情感上退出了家庭，忽视了家中发生的一切，留下一个 18 个月大的要由我的来访者照顾的婴儿，而她当时只有 6 岁。而且从 6 岁开始，她便是性侵的受害者，被爸爸反复地阴道性交。同时，她爸爸还打她 18 个月大的弟弟。

这个 6 岁的女孩被性侵时会进入解离状态，思绪会飘到别处，所以她并不会感受到发生在自己身上的事情。但是，弟弟被虐待的时候，她并不会进入解离状态，因为她是他的主要抚养者。所以她会在旁边看着，等着她爸爸把弟弟扔下，然后她会将弟弟抱起来，照顾他。

治疗中，在我们进行个人的历史回顾和羞耻消减的工作时，我惊讶地意识到，她的乱伦经历比目睹弟弟被虐待的经历，在治疗上会更加好处理一些。

忽视与抛弃身体的基本需求

忽视与抛弃常常发生在对身体滋养（在本章刚刚讨论过）以及情感滋养的需求（将会在第 12 章讨论）的层面上。孩子身体的基本需求没有被满足也是一种身体虐待，比如对有营养的食物、充足的衣物、安全洁净的住所以及医疗的需求。

忽视的意思是，父母在尝试着满足孩子的这些需求，但不知道如何做，或在满足的过程中让孩子感到羞耻。也许餐桌上虽然有食物，但是并不够或者营养不够均衡，所以孩子总是是挨饿、体重过轻、骨瘦如柴或过度肥胖，又或者有牙齿问题。也许房子中的空间太拥挤而没有足够的个人隐私，或居住的社区非常危险，又或者房子需要维修。也可能墙纸有严重的污迹，角落已经开始脱皮，或者厕所的门没法正常关闭，并一直没有得到修理。也许没人教孩子如何正确地刷牙，使孩子最终因为牙齿问题动手术。也许孩子由于意外被划伤时，没有被送往急诊室而留下一道疤，或最终因感染而入院，不得不面对失去手臂或下肢的危险。

忽视的意思是，抚养者在满足孩子的身体需求上，没有或仅仅做出了极小的尝试。也许父母双方根本不做饭，孩子只能天天吃外卖的比萨、自己做的垃圾食品，或除了在学校吃饭外，他只能挨饿。也许父母自己无法为孩子提供住处，而孩子只能流浪，或住在亲戚家直到被撵走。我的一位朋友经非常不注意牙齿卫生。她从未被教导如何保护好牙齿，或被带去看牙医。在20多岁的时候，她所有的牙齿都被拔掉了，开始带上了假牙。

正如我们看到的，抚养者无论是攻击孩子而引发孩子身体上的疼痛，还是无视他们身体接触的需求，结果都是让孩子感到极大的羞耻感，阻碍他们成长为成熟的成年人。

第11章

性虐待

只要一个成年人和孩子发生了性接触，孩子便是在体验性虐待。性虐待从不会是由孩子挑起的。性虐待通常要由成年人负责，这主要是这个成年人的性成瘾，以及缺乏性边界感的问题。

虽然孩子具有天生的能力，以天真的方式对性刺激做出反应，但只要成年人与孩子产生了性关联，这种经历对孩子来说都是一种虐待。这是因为孩子的体验远远超过了他这个年纪在情绪上所能处理的范围。

性虐待可以是身体上的（这意味着成年人和孩子之间存在真实的身体接触），也可能是非身体层面上的。其中一种特殊的非身体形式的性虐待是，父母与异性孩子建立的关系，比其与配偶的关系更重要。

身体上的性虐待

身体上的性虐待是指在身体层面上与孩子发生性行为，或以性的方式接触孩子。这包括性交、口交、肛交、成年人为孩子手淫或让孩子为成年人手淫，具有性意味的拥抱和亲吻，以及接触（也被称为抚弄）。若以上任何一种行为发生在家庭中，这种虐待会被称为乱伦；当其发生在家庭以外时，则被称为猥亵儿童（child molestation）⊖。

⊖ "猥亵"一词在中文里是指，用性交以外的方式实行的淫秽行为。child molestation 在英语中包括性交。译者没有找到中文语境中找到对应的翻译，所以用猥亵一词代替。——译者注

如果性接触没有造成痛苦，那算是虐待吗

作为"动物人"，我们的身体从一出生便被设计为会对性刺激有所反应。而且有的形式的性虐待，实际上会让孩子感觉很好。比如，如果孩子被抚弄，他并不会觉得疼痛，而可能让他感觉非常好。但即使抚弄确实让孩子感觉很好，孩子主动请求被抚弄，也并不意味着孩子应对与成年人发生性接触负责。成年人才是失控的一方。实际上，在我的临床经验中，受害于让人感觉很好的性虐待的成年人更难治疗，因为他认为，是自己允许了性行为的发生，或是自己让其继续发生。

年纪小的孩子不会本能地主动寻求超过他们年龄阶段的性接触。没有被性虐待过的孩子和年纪相仿的孩子（差别在两岁之内），在性上对彼此做的事情，通常是在正常范围内的，并不会体验为创伤（例如，相互露出他们的生殖器，以及问彼此如何上厕所的问题）。但是，如果一个孩子已经被暴露在更加成年人化的性行为之下，并在另一个孩子身上重复的话，那便是性虐待了。

而且，有时候年纪小的孩子可能会虐待年纪大的孩子。我曾经治疗的一位男性来访者，没有任何人告诉他这种可能性，而他花了很长时间才开始正视这一虐待经历。在他十岁的时候，他与比自己小两岁的两个妹妹发生了乱伦。当时她们的个头超过了他。他一直承受着巨大的痛苦，因为她们的年纪更小，而且他觉得自己作为年长的哥哥，才是施害者。

孩子会是性虐待的始作俑者吗

一个孩子从不应是发生于成年人与孩子之间的性虐待的责任方。性虐待中存在着各种潜在的互动关系，这些互动关系与成年人对自己失去控制有关。

当成年人或年长的孩子对孩子进行性侵害，或将性行为介绍给孩子时，孩子便通过与他人不恰当的接触，获得了超过自己年龄的关于性行为的信息。之后如果孩子被严重地虐待，那么虽然可能看起来是他自己挑动引发了虐待，但这些行为是在更早的虐待中被教给他的，所以这并不是他的错。

比如，有的孩子并没有从抚养者那里获得足够的或合适的身体滋养。如果这样的孩子在性虐待的过程中体验到了他很需要的身体接触，而且感觉很好，那么他将会主动寻求性接触——并非出于性，而是因为对身体接触的深深需求，为了这种需求，孩子可能愿意做任何事。孩子被内在的对身体接触的滋养需求所驱动，并用性接触作为替代品。这样的孩子看起来是与成年人进行性行为中的侵害者，而实际上并不是——孩子只是在尝试满足滋养自己身体的需求。因为孩子并未体验过任何恰当的身体滋养，所以他不知道其他的满足自己身体滋养需求的方式。

当我想到多次乱伦这个话题的时候，常会想起一个叫塞莱斯特的女性来访者。8岁前，她是一个乱伦受害者，而施害者是家庭中的15名成年男性。她的父母总是喝得烂醉如泥，而且在除了性以外的其他方面对她进行无耻地虐待。她随时都可能失去自己的食物、衣服和住所。

但是从她 8 岁那年开始，哈里叔叔每晚都会过来为她手淫，并让她为自己手淫。对塞莱斯特来说，这是特别好的事情。哈里叔叔是她的朋友，让她感觉很好。

也是在这时，她学到了将身体滋养和性体验混淆在一起。随后，她又将情绪上的滋养和心智上的滋养与它们混在了一起。塞莱斯特发现，每当她感到孤单并需要抚育滋养时，在她的世界里，她只会通过参与性行为来获得这份亲密感。在不久的将来，塞莱斯特会成为一名性成瘾者。她治疗的一部分包括，试着让她知道，强迫性的性行为并不会满足她对身体和情感滋养的需求。

为塞莱斯特提供帮助是很困难的，因为她"爱过"哈里叔叔，并且他给她的性体验让她觉得格外好，而这源于她并未得到过恰当的滋养。所以我们告诉她，身体的滋养会满足她的一部分需求，情绪的滋养将会满足她的其他一些需求，而心智的滋养也将满足她的一部分需求。我们教她如何去寻求、接受和给予这些滋养，而不是仅仅通过寻求性刺激和性亲密来缓解自己的依赖和孤独。

我们教她向合适且安全的人寻求各种非性欲的滋养。治疗的一部分是教会她如何向安全的人请求拥抱，而非试着和所有人发生性接触。她需要学会如何用身体合适地、以非性欲的方式分享自己的情绪，并听取来自另一个人的情绪，从而她便能在情绪上与另一个人保持亲密，获得情绪上的滋养。

任何持续利用孩子对身体接触的需求，将孩子拉入性关系的成年人，都是在给予一份不恰当的身体滋养，并虐待孩子。正如我之前所说的，即使是孩子主动寻求且看起来享受其中，也改变不了这是一种虐待的事实。

在治疗中，于很长一段时间内，在对治疗师有真正的信任之前，来访者通常都不会说出那些令人感觉很好的性虐待的经历。这些来访者讲述这段经历时，常常会感到巨大的羞耻和内疚感。内疚是因为他们感到一种强烈且"积极"的动力，将他们推向性虐待自己的人，而这种动力源于没有经历过恰当的身体滋养。当我的来访者面对性虐待表现出很多抗拒时，我会寻找这一线索。

我的一个指导准则是：只要一个成年人和孩子发生了性接触，孩子便是在体验性虐待。性虐待从不会是由孩子挑起的。性虐待通常要由成年人负责，这主要是这个成年人的性成瘾，以及缺乏性边界感的问题。

性游戏还是性虐待

性虐待几乎都是由一个成年人或年长的孩子对另一个孩子发起的。但有时候，一个被年长的人性虐待过的孩子，可能会转过来将同样的性虐待行为施加在另一个孩子身上。

区分正常的性游戏和性虐待的一个准则是：如果和孩子发生性接触的人是另一个年长至少三岁的孩子，或一个已经被教会超越其年龄水平的性行为的孩子，那么这种性接触很可能是性虐待。

当身体上的性虐待给人一种错误的力量感时

没有带来伤害的身体上的性虐待，可能会让受害者体验到一种力量感，这会唤起孩子的情欲，且他们的身体在性唤起和可能发生的性高潮中，会感到一股令人刺激的能量。与父母乱伦的孩子，若认为相比另一个父母，他们能够更好地满足性侵害者的需求，那么这便意味着，相比他们生活中同性别的成年人，他们是更好的，在性上是更有力量的。

最典型的形式被称为"爸爸的小女孩"（Daddy's little girl）。父亲告诉女儿，妈妈已不再与他处于性关系中。随后，他在身体上不伤害她的情况下，对她进行性虐待，这让她体验到性唤起，令她感觉很好。她开始相信："我比妈妈更好，因为是我在和爸爸发生性关系。我太棒了，我是非常好的。"

让受到性侵害的孩子在身体上体验到这股能量，让实施性侵害的父母也感觉很好。给予乱伦受害者一种巨大的力量和优越感，对父母来说是重要的，即使事实上，他们并不比他人优越，而只是与他人具有平等的价值。在这种情况下，这些性经验带有的虐待性质是隐蔽的，因为它们看起来并不会造成身体上的伤害。

公开的、非身体的性虐待

公开的、非身体的性虐待和直接的身体接触一样，会对人带来深远的影响，而其包含两种不同的性行为：窥阴癖（"偷窥"）

与露阴癖（"当众暴露性器官"）。相比外人，由家人所做的窥阴癖和露阴癖行为，有时对孩子造成的伤害会更大。

当家庭成员从观看另一名家庭成员的过程中获得性刺激，窥阴癖便发生了。（这当然不包括夫妻之间正常的性沟通。）而露阴癖是指，家庭成员通过将自己的性器官暴露于孩子面前，从而获得性刺激。几年前，当众暴露性器官被认为是很可笑的，常常成为喜剧演员的谈资素材。然而，露阴癖和窥阴癖被帕特里克·卡恩斯（Patrick Carnes）称为"二级性成瘾" $\ominus$。

美国文化通过某种形式告诉我们，不要去谈论性成瘾，然而显而易见的是，这远远多于人们的预期。当性成瘾发生在我们身边时，我们倾向于一笑而过，认为这是可笑且正常的。而它们带来的后果一点儿也不可笑。

当我向他人询问是否经历过窥阴癖和露阴癖行为时，我的意思是，希望人们既对家庭外也对家庭中的经历展开回忆。我认为若一个成年男性走上前来说："嗨，小姑娘，看我。"随后将他的生殖器露出来，又或在浴室、厕所外偷窥，人们很容易理解这些行为带有的虐待性质。但是当这些行为发生在家庭中时，它们并不会被认为是虐待行为。当窥阴癖或露阴癖行为是年长的家庭成员所为时，这个施害者就是在以损害孩子的性或情绪健康为代价，为自己带来性刺激。即使这个过程中不存在身体接触，或施害者并非有意"伤害"孩子。

$\ominus$　参见 Patrick Carnes，*Out of the Shadows: Understanding Sexual Addiction*（Minneapolis, MN：Comp Care, 1983），pp.37-45。

在这样的家庭中，家庭成员经常在他人在场的情况下裸露着自己的身体，并常常色迷迷地看着其他家庭成员的身体。这样的环境在向孩子传达一种信息："没有人拥有隐私。如果你注重隐私，那么你就太古板了。厕所和卧室是不会关门的。所有人都会相互看到。如果你感到羞愧、不喜欢这样，那是你的问题。这并不意味着，我对自己生活没有掌控力。"

露阴癖和窥阴癖与缺乏性边界感的不同之处在于，在前者中，侵害者意欲获得性刺激。在其他家庭中，同等程度的裸露身体可能也会发生，但成年人只是不太在意性边界感而已。在随后几段中，我会介绍缺乏性边界感对孩子来说也是一种性虐待。

在家中经历过露阴癖和窥阴癖行为的孩子，通常不太能确认其是否真的发生了。这就是为什么经历过的人，都尝试着努力地去回忆。

克里斯汀是一个来参加治疗的成年人。当我们谈到露阴癖和窥阴癖时，她无法确定，但她感觉这种行为有可能发生过。回忆家中事情的时候，她想起当她换衣服、去厕所、洗澡或在自己的房间时，会有一种不安全感。她感觉她爸爸会进来，看看她在做什么，或将自己的身体暴露在她面前。她记起来曾经总是想："哦，我爸爸又来了。我不喜欢看他光着身子。"这就好像爸爸在散发着一种让人觉得强烈且不正常的能量。但她当时并没意识到她爸爸的行为有什么问题，因为孩子无法理解这种性能量或这种失控的性行为。有时，看到父母的裸体，或被父母看到自己的光着身子或半裸体，只是会有某种不适感。

隐秘的非身体的性虐待

隐秘的性虐待是间接的、具有操控性的，侵害者的目的常常并非获得性刺激。一种隐秘的性虐待是言语上的，另一种与边界感有关。

语言上的性虐待

语言上的性虐待的一种形式是，在家中出现的不合适的与性有关的话语，如性暗示、性玩笑、性谩骂、在孩子约会后拷问其与性有关的信息。也许父亲开的性玩笑远远超过了孩子的性发展阶段，从任何角度来说，爸爸向孩子开这种玩笑都是不合适的。又或者暴怒的父亲骂女儿为婊子。

父母在青少年约会后拷问他们性行为的性质（这并不是父母该干涉的事），父母都是在羞辱孩子，这与约会中任何公开的、与性有关的行为发生与否无关。适宜的性教育是父母对孩子生活教育的一部分，但试图在事后去查问"发生了什么"，而无视孩子的个人隐私，则是一种令孩子蒙羞的经历。在一个更加健康的家庭中，父母与孩子是相互信任的，性不会和羞耻感有所关联，所以健康的孩子常常使用早期的约会经验，向父母询问，而父母也可以以一种健康且非情绪化的方式做出回答。

当父母表现出他愿意与孩子进入一种浪漫关系时，语言上的性虐待便会常常发生。也许父亲会告诉女儿，如果他年轻一些，便乐意与她约会。他可能会提及她的身体外形多么好看，以及表达多么希望他可以"得到一点点"。又或者，他对女儿的身体做出下流的评论，比如她的胸部有多大。或者一位妈妈以一种充满性能量的方式评价儿子的肌肉或生殖器，等等。

语言上的性虐待的另一个方面与性信息有关。我相信所有孩子都需要与性有关的信息。性是我们的一种强大的内推力，繁衍后代，生生不息。家庭愿意照顾出生的婴儿，但是许多婴儿从受孕到出生，却着实是个悲剧，因为他们的妈妈年轻且没有经验，并没有做好照顾他们的准备。其中一个重要缘由便是缺少与性有关的信息。

但问题就在于，我们的性驱动力是强大的。我们的孩子需要关于自己的性成长和性驱动力的信息，并需要了解什么是恰当的性行为，以及与性有关的期待是什么，这不仅是为了避免意外怀孕，也是为了保护自己免受可能的精神创伤，而这通常与性，这个我们生活中强大且敏感的部分有关的创伤。

一种极端情况是，不给孩子任何与性有关的信息，而期待他们从同伴或学校那里得到，这可以说是一种虐待。我支持学校对孩子进行性教育、传播性知识，但由于"恰当的性"是一个如此宽泛的概念，所以关于性行为的知识应该既来自学校和同伴，也应来自家长。

另一种极端情形是，给孩子太多的性知识，或者过早地告诉他们也是一种虐待。告诉孩子过于丰富的、扭曲的或错误的性信息，例如告诉女孩，与男孩接吻会怀孕，孩子之所以长雀斑是因为手淫，或手淫是邪恶且有罪的。

手淫是正常成长过程中的一部分。我们通过这种方式让掌管性腺的大脑与接收性刺激的主要器官，也就是生殖器保持连接。手淫帮助我们成为性健康的成年人。告诉孩子手淫是不正常的，绝对是不恰当的。健康的父母只需要关心孩子是否在强迫性地或重复性地手淫，或是否在这一过程中伤害自己或对自己造成痛苦。实际上，在手淫这件事情上，孩子既需要隐私，也需要知道这是正常性成长的一部分。告诉孩子不要手淫，可能反而会让孩子对手淫上瘾。就好像我告诉你，在十分钟之内，不要想猴子。你能做到吗？你会一直尝试不要去想猴子，而你其实会将注意力放在猴子上。当然，并没有一种生命动力，让我们具有去想猴子的倾向。

我有过一次由于缺乏性知识而造成的可怕的经历，我是永远不会忘记的。四年级时，放学后，我和几个要好的女孩子一起玩耍。一个女孩在她父母的房间里翻东西，找到了一些避孕套，然后她试着告诉我们其他人这是干什么用的。她说完后，我被吓呆了。我的父母从来没有和我说过与性有关的任何事情。我当时十分困惑。

性边界感

若孩子在一个不健康的家庭中，被没有恰当性边界感的父母抚养大，那么即使父母没有主动虐待的意图，孩子也不会拥有恰当的性边界感。父母缺乏边界感的例子包括，父母在进行与性有关的活动时开着门，而孩子可以听到或看到父母在做什么，又或者关着门但是进行性行为时搞出很大的声音，而孩子隔着墙或通过排风口能听到。例子还包括父母在厨房的法式接吻，以及在客厅沙发上的相互爱抚。这些非露阴癖，因为父母并不需要孩子的注意来获得性唤起。父母只是对身体亲密行为的隐私，以及避免让孩子暴露在成人的性活动下这些方面表现得草率马虎。

这样的父母当然也会只穿着内衣或光着身体，出现在孩子面前。我需要再次强调，这并不属于露阴行为，因为父母这样做并非是为了获得性刺激，他们只是粗心大意地没有保护孩子免受成年人裸体的冲击。在孩子洗澡时，父母可能会进入浴室——他们可能并非为了偷窥，但他们并没有尊重孩子的隐私。

在这种情形中，虽然并不存在有意的伤害，但孩子并没有发展出完整的性边界感。这是不健康的家庭系统悲剧性的一部分，它自我繁衍，代代相传，除非在康复过程中接受某种外力干预。

如果父母双方拥有两种不同的不健康的边界感，那么在长大过程中，孩子可能会在两种不同的性边界感之间切换。例如，格里妈妈的性边界感是一堵恐惧的墙。通过掩藏自己的身体，并和丈夫保持距离，她尽量地避免性。但是格里的爸爸一点儿也没有性边界感。他会非常公开地讨论性，讲黄色笑话，并且在屋子里光着身子走来走去，贸然闯入格里姐姐的卧室，在她换衣服的时候色迷迷地看着她。格里长大后，他在不恰当的性相关行为与出于恐惧而去隐藏且逃避性之间摇摆不定。

在健康的家庭中，建立恰当的性边界的方法是：父母以身作则，表现出自己恰当的性边界。他们教会孩子在父母换衣服或使用厕所时，要远离父母的卧室或厕所。他们还教会孩子，在他们自己使用厕所、洗澡或换衣服时，拥有自己隐私。当然，最初孩子需要父母的协助，而学会上厕所、洗澡和换衣服。一旦孩子可以独立做到这些事时，在开着门的情况下，他们就应被允许去独立完成。随后父母告诉他们可以关上门，之后告诉孩子也要锁上门。从这时起，孩子就知道，无论在哪里，这样做都是恰当的。

在孩子长到一定年纪后，健康的父母便不会光着身子或只穿着内衣在家中走来走去了。我个人认为，当孩子能够区分父母身体上性特征区别时，便到了这个年纪——大概是四五岁。健康的家长也不再允许孩子和他们一起睡觉。

我并不是说裸露身体本身有什么问题。我所说的让孩子远离裸露的身体是指：当孩子到了一定年龄，他们便开始注意到父母是不同的，并开始注意到父母在性特征上的不同。成年人很容易忘记，但当孩子还小时，当他们抬头看父母时，一切看起来比实际的大一些。当一个孩子看到成年人的生殖器或胸部时，会和自己的小身体进行比较，这可能会让人感到惊恐、羞耻且不知如何应对。

当然如果孩子不小心闯进房间看到父母的裸体时，父母不应发怒或躲在衣柜后面，好像他自己的裸体有什么问题似的。但父母可以遮盖住自己的身体，让孩子等在屋外。

除此之外，随着年龄的增长，孩子的荷尔蒙开始增长，他会对性和与性有关的事情产生直接的兴趣。若父母继续裸体在屋子里走来走去，裸体对孩子则会是一种性刺激，而这是不合适的。

比如说，12 岁的道格拉斯已经开始有了勃起、手淫的行为，开始对女孩想入非非，并且在学校和同伴说一些黄色笑话等。一次，他妈妈躺在浴缸里，叫他说："嘿，道格，过来。我有事情和你说。"她确实只是想和他聊聊（而非"裸露"自己），但她的身体确实裸露了。而道格拉斯进来后，坐在马桶盖上，看着躺在浴缸里的她，注意到了她的胸部，开始有了勃起的反应。妈妈并不是有意去刺激儿子而让他发生勃起的，但她在裸露着自己身体时，让儿子进浴室是很不合适的，它所造成的结果是非常具有虐待性的。

在年纪还小时，孩子很容易被同性父母裸体的尺寸吓到，但是当孩子长大一些，父母或许就不必担心了。如果孩子年纪大了一些，在身体和心智上已发育成熟，并且与父母有良好关系的话，母女或父子在同一房间内换衣服，或在浴室聊天，并不一定是不好的事情。在类似的情况下，父母必须做出自己的判断。

例如，我有一个 24 岁大的女儿，和她在一起时，我并没有类似的担忧。我们在同一房间内换衣服，并不觉得别扭。但是，无论儿子多大（我的小儿子 11 岁），我都不会在他旁边换衣服或洗澡。

我意识到在这件事上，并没有绝对的标准，且我所表达过的一些观点或许会被认为是武断的。但我试着指出的是，性虐待行为在一些家庭中是代代相传的，但其对家中的父母和孩子来说，可能是再"正常"不过的事情了。临床经验告诉我，在性边界感和裸体上的过度草率是对孩子的虐待，会让孩子感到羞耻，而这会让孩子成年后的生活不那么健康。

情感上的性虐待

孩子的性发展涉及性身份、情感来源偏好以及性偏好。性身份的意思是，学会身为某种性别的人意味着什么。一个女人知道"我的女人味有多少"，而一个男人也知道"我的男子气概如何"。孩子也知道，自己希望从谁那里——男人还是女人那里获得感情和与性无关的身体滋养。长大后，一个男人可能会喜欢其他男人以这种方式陪伴在自己身边，也可能偏好与女性相处。一个女人可能希望有男人的陪伴，也可能偏好其他女人的拥抱和触摸。性偏好是指了解并接受我们会比较容易在何种性别的人那里获得性唤起。

我将要描述的这种虐待是情感上的虐待，因为这迫使孩子成为成年人。而这也是一种性虐待，因为它造成了孩子在性身份、情感偏好和直接的性行为上的困惑。

区分健康家庭与不健康家庭的标准是，在健康的家庭中，作为父母的成年人会不断满足孩子的需求。在不健康的家庭中，孩子反过来在不断满足家中成年人的需求。情感上的性虐待是孩子满足父母需求的明显一例。

在健康的家庭中，边界感既存在于父母之间，也存在于父母与孩子之间。外在与内在的边界系统，让孩子免于了解父母关系的细节。

孩子只需要知道父母间发生事件的 80%。剩下的并不是他们的事。

在表示健康家庭的图中（见图 11-1），X 代表父母，横线代表边界感，O 代表孩子。父母之间拥有亲密的关系，且在他们之间和他们与孩子之间也表现出恰当的边界感。

$$\underline{\qquad X\text{—}X \qquad}$$
$$O \ \ O \ \ O$$

父母彼此联结，边界感保护孩子

图 11-1　一个健康的家庭

当父母（一方）与孩子的关系比与其伴侣的关系更重要时，情感上的性虐待便发生了。其所造成的影响是，孩子被拉入父母的亲密关系中，并被置于父母之间。

将孩子（有意或无意地）带入这种关系的父母，是在要求孩子满足其情感需求，或是为了亲密感情，又或是为了异性之间的浪漫之爱。两位有过被虐待经历的共依赖的父母，通常不知道如何在成年人的关系中保持亲密关系。由于不知道如何与伴侣维持亲密关系，他们可能会与孩子建立很亲近的关系（见图 11-2）。父母在情感上与孩子走得过近是不恰当的。

孩子被拉入父母间的亲密关系

X O–X	X–O　O–X	X—O—X
↑	↑　↑	↑
O O O	O　O	O
A. 父母一方与一个 孩子关系亲密	B. 父母双方与不同 的孩子关系亲密	C. 父母双方与同一 个孩子关系亲密

图 11-2　一个不健康的家庭

　　处于这种关系中的父母通常会告诉孩子婚姻中许多亲密的细节，婚姻是有多么糟糕，以及另一方父母如何是个"混蛋"。孩子成了父母倾倒不想自己处理的情绪的垃圾场。这样的关系同样会损害孩子与另一方父母的关系。对于这样的孩子来说，一想到婚姻就可能被痛苦和羞耻感吞没。

　　当家中有一个成瘾者时，这种类型的虐待也会很常见。例如，家中的父亲是一个成瘾者，而母亲是一个共依赖者。有酒瘾的父亲常常会外出喝酒；工作成瘾的话，则常常外出工作；性成瘾则会与很多女性发生婚外恋。无论哪种类型的成瘾，他都是在做一些事情让自己远离家庭，在家也几乎从不与母亲亲密。因此母亲最终和一个（或几个）孩子在情感上十分亲密，将孩子视为亲密的成年伴侣。另一种情形是，家中的母亲是一个成瘾者，并与一个孩子有特殊的关系，而这个孩子负责替她照顾父亲和其他的孩子。

　　有时也会出现不同的关系。两个孩子可能同时被拉入父母的关系中（见例 B）。父亲将一个孩子拉入，而母亲将另一个孩子拉入。出现这种情况时，这两个孩子之间的关系犹如第三次世界大战开战一般，因为未被直接解决的成年人之间的情感问题，通过孩子之间的争斗表现了出来。

　　有时，共依赖的父母双方都和同一个孩子有这种"特殊的"关系（见例 C）。这会让孩子觉自己要疯掉了，但同时也觉得很有影响力。他是家中的核心人物，也是所有人的密友，在家庭闹剧中扮演着"双面间谍"的角色。

当这种"特殊的"关系发生在妈妈和女儿之间时，女儿便是妈妈的知心密友，妈妈的照顾者，或者取代妈妈成为整个家庭的照顾者。当这发生在妈妈和儿子之间时，他便成了妈妈的"小男人"、妈妈丈夫的替代者，或者妈妈的小男孩。当这发生在爸爸和女儿之间时，她便成了爸爸的"小姑娘"、爸爸的小公主、爸爸妻子的替代者。当这发生在爸爸和儿子之间时，儿子便成了爸爸的好哥们儿、照顾爸爸的人，或代替爸爸成为整个家庭的照顾者。

爸爸－儿子的这种情况可能并不常见。常见的是，父母双方都和儿子有过于亲密的关系（见例 C）。为了满足爸爸的需求，儿子会为爸爸照顾妈妈。爸爸所传达出的信息是："你站在家中我的位置上照顾全家，从而照顾我。我有许多工作要做（工作成瘾），我太忙了。我不在的时候，你来照顾家里。"

孩子并不该去照顾家庭，甚至也不该去照顾其他孩子——这是父母的工作。孩子应该做的是完成其相应年龄对应的心理发展任务，或"忙着去做孩子该做的事"。当父母期待孩子照顾整个家庭时（或家中的任何一个人时），孩子便不再拥有自己的童年。

作为一个治疗师，我发现经历过这类虐待的人，常常会困惑于自己的性身份、情感偏好和性偏好。性偏好常常会被身体上的性虐待所扰乱。例如，如果一个年轻的男孩被他的教练性侵，他可能会想："如果我吸引一个男人来性侵我，那么我就是个同性恋。"而实际上，他并不是。这是教练自己的性偏好，而不是男孩的性偏好让教练选择了这个男孩，但是结果是，男孩会因此搞不清自己的性偏好。

当父母（一方）从孩子那里获得成年人之间的亲密时，并不罕见的是，另一方父母会怨恨这个和自己伴侣发生亲密关系的孩子。或者如果妈妈不断地告诉女儿，爸爸是可怕的、糟糕的、危险的，那么女儿会不愿意让其他男性拥抱她，因为这是不安全的。虽然性动力可能会推着她在成年后和另一个男性发生性关系，但是在情感上的性虐待经历，可能会让她只愿意从女性那里获得与性无关的、身体上的滋养。同时，女儿会很难喜欢她的爸爸（他对妈妈很刻薄），并会表现出来，所以爸爸也不会喜欢她。无论是哪种情况，本该从爸爸那里获得的爱都会被剥夺，而在女儿长大成人后，这会影响她和异性之间的关系。

我妈妈便通过这种方式对我进行了性虐待。她是一个物质成瘾者，而我爸爸脾气不好，并且在情感上缺席于我的生活。我小时候觉得爸爸的情感缺席以及暴脾气都是他的问题，和我妈妈一点儿关系也没有。我被妈妈吸毒的问题迷惑了，所以我待在家里照顾妈妈。而我爸爸不断地向我传达着，我是不行的、没有价值的信息。这种信息告诉我，身为女性意味着我是没有什么价值的，做出任何女性化的行为时，我都是没有价值。这注定让我困惑于自己身为女人的自我认同。

我长大后很难表现出自己女性的一面。我常常穿色彩单调的衣服，发型也不女性化，到哪里都只是背景的一部分。之后我发现自己很难学习如何梳妆打扮，如何成为一个女人。我认为表现出女性的特质是愚蠢的，我觉得平时的自己比穿着女性化时的自己更加聪明。我当时完全不知道，那样是不健康的。

在我的康复过程中，如何成为一个女人是重要的课题之一。于我而言，学习如何购物是非常痛苦的。后来我能够戴上巨大的耳环，简直是个奇迹了，因为我知道那会将他人的注意力都吸引到我脸上。在此之前，我从来不想让任何人注意我的脸。和成千上万人一样，对于我来说，情感上的性虐待带来的伤害是很大的，并对我后来的康复造成了不小的困难。

我认为非常难处理的一种性虐待情形是"爸爸的小姑娘"。虽然这种现象在变化，但男性通常比女性更有影响力，所以成为爸爸的小姑娘，被爸爸而非妈妈认可，恐怕是我们的文化⊖中，最充满诱惑的一种经历。这样的女性将每一个与自己交往的男人，都和她的爸爸做比较，通常觉得找不到任何一个男人能取代爸爸在她心中的位置。此外，她在心智上很难长大，长大后也可能在情绪表达上依然像个"小姑娘"。她通过小女孩的行为方式来吸引男人，而她也一直期待另一半可以像她爸爸那样对待她。一个心智健康的男人是不会这样做的；虽然他可能会抓狂般地想要她担负起她在这段关系中的责任，就像一个成年人一样。

如果"爸爸的小姑娘"嫁给了一个乱伦的施害者，那注定会是一场悲剧。她会养儿育女，然后她的丈夫会勾引他们的女儿，妈妈则将淡出家庭生活。她的女儿和丈夫会处于一段乱伦的关系中，而这位妈妈最终会怨恨女儿，正如她的妈妈怨恨她一样。而这会一直延续下去。为什么？因为她只知道这些。虽然她可能会

⊖ 指美国文化。——译者注

感到愤怒或被这种不公所震惊，但她并没有性边界感，让她明白所有这些行为都是不健康的。

情感上的性虐待可能会剥夺或错误地给予人以力量感

当孩子处在这种特殊的关系中，试着去满足父母的期待，照顾父母的需求，但最终认识到缺乏能力做到这一点时，情感上的性虐待便可能会剥夺人的力量感。

但是情感上的性虐待常常也会错误地给予人以力量感。当"爸爸的小姑娘"或"妈妈的小男孩"和异性父母单独外出约会时，例如看电影或外出吃饭，孩子开始相信："我是爸爸（或妈妈）注意力的焦点，并且我比妈妈（或爸爸）更好。"爸爸将注意力放在女儿身上，带她一起去看电影或吃饭（或妈妈带儿子），是没有问题的，但当这些行为伴随着言语上的信息，让孩子觉得自己比同性父母更令人感到愉悦（当孩子明显地感觉到父母一方，对他的喜爱超过另一位父母时），给予力量感的虐待便发生了。

这种虐待也发生在一个单亲父母告诉异性孩子更喜欢孩子的陪伴时。性需求和来自异性的陪伴，是应该发生在成年人之间的。当某个父母从孩子那里满足自己的这种需求时，无论是否有身体上的性接触发生，这个人都是在虐待孩子。

　　当一个潜在的给予人力量感的虐待发生时（直接的身体上的性接触，如乱伦，或情感上的性虐待），而父母另一方与之当面对质，甚至表现出愤怒或对孩子进行羞辱时，孩子的力量感会被剥夺。但更常见的是，被"忽略"的父母一方更会是受害者，看不到正在发生的虐待行为，如果能看出，也不知道该如何做。

　　另一种给予人力量感的情形是，父母一方使用不健康的行为，纵容家中这种虐待的发生。也许妈妈对她的丈夫毫不关心，厌恶他或害怕他，于是她很乐意让女儿来填补母亲的位置。在这种情况下，父母双方都很乐意让女儿来扮演这个角色。即使父母双方都同意，父母的一方和孩子发生亲密关系，对孩子依然是具有虐待性的。

　　这种给予人力量感的虐待会让孩子长大后成为施害者，认为他有权利损人利己。孩子没有明显的核心羞耻感，因为他们从没有感到羞愧过。

　　正如我们看到的，性侵害比大多数人认为的更加普遍和复杂。在多年之后，这种虐待给孩子带来的影响，会让他在成年后的康复之路走得非常艰难。

第12章

情感虐待

　° ° ° ° ° °

　　情感滋养对孩子的心智成熟而言尤其重要。当孩子情感滋养的需求被父母满足时，他们便学会了以积极的方式认识自己。

情感虐待可能是最常见的一种虐待了。言语虐待、社交虐待以及对依赖性需求的忽视与抛弃都属于情感虐待。

言语虐待

当父母在言语上攻击孩子，对孩子喊叫、辱骂、进行讽刺和嘲笑时，言语虐待便发生了。这类虐待恐怕是情感虐待中最激烈的一种。

父母向孩子喊叫时，他们在攻击孩子脆弱的耳朵。大多数孩子希望听他们的父母在说些什么，但如果父母在嘶喊，那就另当别论了。父母开始喊叫时，孩子通常会"关闭"自己的耳朵，而无法听到，这属于天生的生存技能。请记住，对于小孩子来说，父母是巨大且强大的，对他们来说，父母的喊叫是很恐怖的。在不健康的家庭中，父母大喊大叫后，紧跟着的便会是在身体上攻击孩子，因为孩子"根本没有在听"。

辱骂和喊叫加在一起，让言语虐待更具伤害性。我的名字是"皮亚"，而不是"混蛋"，不是"胖子"，不是"婊子"，不是"笨蛋"。当别人叫我的名字，待我以尊重时，我会感到自己是被珍爱的。当我听到他人用侮辱性的名称叫我时，我便不会有这种感觉。

我认为，父母嘲笑或取笑孩子时，是在以间接的方式发泄愤怒。当孩子被嘲笑时，无法进行防御，不可避免地觉得自己很糟糕，对年纪很小的孩子来说更是如此。

听到他人被言语虐待，可能和目睹他人被身体虐待和性虐待一样具有虐待性。孩子的边界感还没有发展好，即使他们"知道"这场责骂并非是冲着自己来的，但他们所感受到的冲击力是一样的。

我们在梅多斯治疗中心的几间"隔音室"进行团体治疗。隔音室中，人在做格式塔和减少羞耻感的治疗活动时，厚厚的绝缘材料可将愤怒的喊叫、哭泣和其他声音阻隔。这样做的原因是，一些童年经历过言语虐待的来访者听到从通风口传来的声音，可能会心烦意乱，甚至产生巨大羞耻感，立刻表现出退行行为。这些羞耻感可能来自他在童年时听到的父母对其他家庭成员的喊叫。

社交虐待

在生命的最初阶段，孩子需要从父母身上学习理解自己是谁，以及如何做事（如穿衣、打电话等）。4~6岁时，孩子的朋友同伴变得至关重要，因为他们同样会教会孩子，他们自己是谁，如何做在这个年纪要做的事，如何与其他孩子建立联系。当父母直接或间接地妨碍孩子接触他们的同伴，社交虐待便发生了。

这种妨碍可能是间接的，如父母说："这是我们家的秘密，不要让任何人发现这个秘密。"又或者，"家丑不可外扬。你不要让朋友来家里，人心隔肚皮。你在家里待着就好了，你只需要我们就好了。不，你也不能去别人家。"

当孩子没有让朋友来家中做客，并开心玩乐的自由时，间接的虐待便发生了。例如，当父母无法控制自己的成瘾问题时，孩子不得不待在家里做饭打扫，而没有时间和朋友在一起。即使父母并没有说"不要让其他孩子来"，孩子也不会让朋友来家中，因为如果邀请朋友，可能会发生一些不好的事情。也许爸爸是个酒鬼，而孩子不知道当朋友到家中时，他爸爸是否会在客厅的沙发上烂醉如泥。而如果爸爸是一个性成瘾者，他可能会去抚摸孩子的女性朋友，而妈妈也可能骚扰女儿的男性朋友。又或者爸爸暴怒成性，而孩子无法预测他什么时候会对朋友拳打脚踢，或在言语上奚落他们，正如他有时奚落其他人一样。

不太常见的生理缺陷、身体疾病或心理疾病，可能也会造成这个问题。例如，如果妈妈需要坐轮椅，她可能会给出间接的（或直接的）信息："不要带朋友来家里，让我出丑。"在健康的家庭中，孩子会在适应妈妈的身体缺陷方面得到帮助，并被告知，妈妈愿意孩子邀请朋友来家里（如果她确实愿意）。这样的家庭甚至会帮助孩子了解，要如何回答朋友们关于轮椅的问题。

忽视与抛弃

在所有类型的虐待中，忽视与抛弃恐怕是我们的文化中最需要被注意的了，对于难以将自己的过往经历拼凑在一起的共依赖者来说，便更是如此了。

我从两个角度来理解忽视与抛弃。第一，确认患者在童年时的依赖性需求被满足得如何。第二，了解其抚养者的成瘾状况，以及这些成瘾行为在患者童年所经历的忽视和抛弃中所扮演的角色。

依赖性需求包括：食物、衣服、医疗、住所、身体滋养、情感滋养（时间、注意力、指导）、性教育和引导、理财教育和引导、教育信息和引导，以及灵性教育和引导。

当这些依赖性需求的任何一点被忽视或忽略时，孩子都是在经历虐待。情感滋养对孩子的心智成熟而言尤其重要。当孩子情感滋养的需求被父母满足时，他们便学会了以积极的方式认识自己。健康的父母会自发地以及以非言语的方式告诉孩子"你是有价值的"，情感滋养也教给孩子"如何以家中的方式行事"。孩子必须学会如何处理信息，如何处理完成生活中的种种任务；接收信息以及知道"如何去做"是非常重要的需求。一旦理解了情感伤害是其他共依赖状态的基础，我们便很容易看到满足这种需求对孩子来说是多么至关重要。

忽视的意思是，孩子对情感滋养的需求没有被很好地满足，并且他感到了羞愧与羞耻。例如，如果爸爸没有教给儿子如何成为一个男人，男人如何在工作上、穿着上以及与同性和异性的关系上去做，儿子在面对这些事情时，就会感到自己的能力不够，并体会到羞耻感。在大多数被忽视的例子中，父母会尝试着去满足孩子的情感滋养，只是还不够。

当抛弃发生时，情感滋养的需求没有被满足。当父母一方或双方都不在孩子身边时，抛弃便发生了。父母一方或双方不在家中或身在而心不在，以及当父母的注意力在其他事情或其他人身上的时候，他们便忽视了家中的孩子，孩子便体会到了被抛弃。

抛弃也可能是离婚的结果。父母一方搬走，仅仅会回来探访，寄来抚养费，但他并不在孩子身边提供身体的滋养，或将时间、注意力和引导放在孩子身上。

有时，在照顾孩子的过程中，父母确实会有意识或无意识地感到应接不暇。他们可能会觉得，在孩子很小的时候把他送到寄宿学校是个解决方法。但是孩子很小的时候就离开家，会让他们缺少关爱，即使这并不是父母的本意，因为除了回家暂住，孩子没有从父母那里得到时间、注意力和引导。

当父母由于疾病或事故去世，抛弃也可能会发生。同样，如果父母自杀、威胁自杀或自杀未遂，则孩子要去应对那对自己影响深远的、被抛弃的心理症结。父母的离家出走，也是对孩子的抛弃。当孩子早上醒来，发现爸爸或妈妈不见了，而这可能会反反复复地发生。

我的一位有六个兄弟姐妹的好朋友告诉我，她常常被妈妈抛弃。当任何一个孩子表达出需要注意力和关心时，她妈妈便会失控，总是用高跟鞋开始揍孩子。当她觉得这样也不解决问题时，便会收拾自己的东西离家出走，两三天后才回来。而孩子被独自留在家中，直到爸爸下班回来照看他们。

成瘾行为导致抛弃与忽视

成瘾行为，例如依赖化学物质（毒瘾或酒瘾）、性成瘾、赌瘾、宗教信仰成瘾、进食障碍、强迫性消费、工作成瘾以及爱恋成瘾，都会导致父母忽视或抛弃他们的孩子。

爱恋成瘾是要求他人提供积极关心（被称为"爱"），而让另一个人感到舒服和"稳定"。爱恋成瘾者愿意做任何事，甚至是那些会伤害或羞辱自己的事，去得到他人积极的关心，而当这些积极关注看起来遥遥无期时，爱恋成瘾者则会体验到一种痛苦的、不平衡的"戒瘾"状态。一个人可能对另一个成年人有爱恋成瘾，也可能对父母一方或自己的孩子有爱恋成瘾。当父母一方对某人爱恋成瘾，那么他对这个成瘾对象的痴迷的注意力，会导致对孩子的忽视与抛弃。即使孩子是成瘾的对象，孩子自己真正的需求和愿望依然是被忽视的。

工作成瘾指"过于忙碌"于某个计划，无论是因为工作上的事，还是关于自家房子的事，或是自己的兴趣、维修等，而无法与他人建立关系。与其他类型的成瘾行为一样，工作成瘾对孩子的心智成长同样具有破坏性，但这是很难处理的一种情况，因为我们的文化支持这种行为。如果父母一方有工作成瘾，那么孩子对情感滋养的需求便会处于一种未满足的状态。

有的进食障碍也会造成父母忽视或抛弃孩子。一位患有暴食症的母亲可能会因为在厕所不断呕吐而无法照顾孩子。或如果她通过过度锻炼的方式代替呕吐，那么她可能把所有时间都花在照顾自己的身体上。

　　肥胖会让父母没有活力，无法与孩子进行身体上的互动玩耍。此外，肥胖父母的外表（如其他身体残疾一样），可能会让孩子感到羞愧。在这种情况下，孩子需要得到成年人的建议，而不应被期待知道自己应如何处理。

　　同样，若母亲有进食障碍，认为自己很胖，而实际上她并不胖时（她并不真正"知道"自己的身体看起来是什么样子），她可能会认为自己的孩子也很胖，时时刻刻盯着孩子的体重，缠着孩子注意饮食，而实际上孩子的体重是正常的。我的患有进食障碍的成年来访者认为自己在孩子的时候就很胖。我让他们把小时候的照片拿来，让我看看到底有多胖。当他们拿来照片时，大多数都惊讶地说："我小时候一点儿也不胖啊！我妈妈当时到底在说什么？"

父母的身体疾病和心理疾病

　　虽然身体和心理疾病并不是成瘾问题，但它们对家庭的影响可能是一样的。如果父母患有精神疾病（无法认清现实）或身体疾病，那么父母常常在情感上是缺席的，无论他们是否常常在家。

　　这是又一个不以父母的意志为转移的情况，因为大多数人都不想在身体上或心理上生病。但这些疾病给孩子生活带来的问题，与其他形式的虐待一样，因为当父母病得很重时，他们是无法照顾孩子的。

父母的共依赖

正如我们在第 3 章看到的，共依赖的父母可能会用成瘾行为、身体疾病或心理疾病来逃避现实，因为他们无法承受痛苦。我们刚刚已经谈到了，这些会导致忽视与抛弃。

同时，父母的共依赖本身也会导致对孩子的忽视与抛弃，如我们在第 7 章谈到的。因为共依赖父母康复前受到过虐待，他不知道如何去抚育孩子，满足孩子的需求。父母会继续这种不健康的行为模式，只知道如何通过"服务"他人获得他尊，并且常常以这种方式照顾家庭以外的人。父母可能会把注意力放在很多事情上，而无法花时间来照顾和滋养自己家的孩子。在"试着照顾所有人"的时候，他可能会筋疲力尽。最终，这个过度操劳的共依赖者可能在愤怒与挫败中爆发，退回到情感和心理的疲惫中，彻底离开或独自生闷气。以上的任何一种行为都可能导致对孩子的忽视与抛弃。

第13章

才智上的虐待

○ ○ ○ ○ ○ ○ ○

　　当孩子的想法被攻击和嘲笑时，当孩子不被允许自行思考时，当他们的想法因与父母不同而没有得到支持时，才智上的虐待便发生了。这样的父母通常非常僵化古板，不给孩子的想法以任何空间。

在健康的家庭中，父母如何在才智上抚育孩子呢？我认为，在才智发展方面，父母有两件重要的事要做：支持孩子的思考，以及为孩子提供解决问题的方法和生活哲学。

支持孩子的想法

当孩子的想法被攻击和嘲笑时，当孩子不被允许自行思考时，当他们的想法因与父母不同而没有得到支持时，才智上的虐待便发生了。这样的父母通常非常僵化古板，不给孩子的想法以任何空间。

即使孩子不知道的东西还很多，父母依然让孩子知道，他们的思考能力是健康且完整的，这是健康的家庭支持孩子想法的方式。孩子也被允许去质疑成年人的想法与观点，并且他的提问是被尊重的。这并不代表父母总是要同意孩子的想法，反之亦然。这意味家中的每一个人都可以有自己的想法且会得到鼓励。

当孩子反对家中某项被家人重视的规定时，孩子的想法可能会受到挑战，但这并不会影响孩子的自我价值感。孩子得到了明确的信息：由于没有足够的知识，我的思维能力是有限的，并且我得出的结论有时是不正确的，但这不说明我是有缺陷的。这只能说明我的思维需要不断得到校正。

我会尝试着允许孩子的想法与我的有所不同，但在涉及健康、安全，以及家中的养护和维修事宜时，他们依然必须听我的。记

得有一天，我要去超市购物，这样一来便没人在家陪我儿子了
(他当时 8 岁)。但他并不想和我一起去超市，只想在家看动画片。
我知道他与我的想法不同，这没什么大不了的，然而我和他说：
"我听到你说你想在家里看动画片，但你年纪太小，还不能独自待
在家里，所以你还是要和我去超市，无论你想去与否。"我坚持着
自己的观点，没有因为他有与我不同的想法而责骂他，且让他觉
得我讨厌他。

生活哲学与解决问题

当没人教孩子说遇到问题是正常的，以及如何解决问题时，
也是对孩子才智上的虐待。记得我最终意识到生活中到处都是我
还没有准备好解决的问题，而它们会随时冒出来时是非常震惊的。
一直以来，我得到的信息都是："无论遇到什么问题，你都应该知
道如何解决，所以我何必向你解释呢？如果你是个正常的孩子，
你就该知道怎么办。"过去我认为，如果我开始康复，开始回归正
常生活，我生活中的问题就都消失了。但是从某种程度来说，它
们变得更糟糕了，因为我对它们更了解了。有时我会说："我真希
望自己和以前一样好骗。我之前并不知道事情有这么糟糕。"但有
时生活的确和它看起来一样糟糕。⊖（我是带着讽刺的语气说的这

⊖ 参见 Sheldon Kopp, *What Took You So Long* (Palo Alto, CA, Science and
Behavioral Publication, 1979)。

句话的，因为对于我来说，从康复中得到益处，完全超过了对问题的新认识以及涌出心头的猛烈情绪。)

我从来都没有学会如何解决问题，直到我的丈夫教给我。他教我估计是为了挽救自己的清醒的心智；对于我们彼此来说，那是一段很令人不愉快的经历。但是我很高兴他意识到了，而我终于有机会去学了。

美国文化中，成年人不仅仅应该时刻冷静、掌控全局，而且好的、聪明的且成功的人是不会遇到任何问题的。在一个健康的家庭中，除了要告诉孩子遇到问题是正常的，也应该为孩子提供一套问题解决方案，让孩子知道如何处理和解决问题。

在不健康的家庭中，父母会不迫不及待地参与到孩子做决定的过程中，并为他们做决定；或者父母会完全后退，让孩子用自己能想出来的任何不成熟、不完整的方案解决问题。若没有人教孩子可行的问题解决技巧或教孩子的人具有反社会特点或怀有偏见，那么孩子还是会在才智上被虐待。如果有人教孩子说，解决问题的方法就是，无论使用什么手段去"战胜"他人，即使撒谎、欺骗和偷窃都无所谓，那么孩子就是在被教导如何去做反社会的事情，成年后很有可能遇到大麻烦。

我的一个哲学座右铭是："我相信生活并没有那么公平。"所以当我的孩子开始抱怨说："生活是不公平的。"我会说："是啊，当然是不公平的。"然后我们会开始讨论生活是怎样的不公平。

或者他们对我讲一些正在经历的个人或社交上的困惑："太糟糕了，我忍不了了。"

我会说："你可以的。毕竟这只是一些痛苦，而你是能够忍耐自己的痛苦的。"

他们看着我，承认说："好吧，确实是这样的。"

然后我说："不过，有时事情的确和看起来一样糟糕。总是会有这种时候的。我同意，确实是非常糟糕。不过你也要知道，有时候类似这种问题是根本没办法解决的。你能做的只是随它去，尽量照顾好自己。你可以做一些事情照顾好自己。"然后我告诉他们具体去做些什么。

我就是通过以上方式，以合适的方式，将自己的生活哲学教给孩子。并不是每个人都认同我的处世之道，但为人父母，我需要将我自己发现的最好的东西呈现给孩子。我认为父母需要和孩子聊天，去和每个孩子谈论他们的生活以及正面临的困难。

不告诉孩子自己的困惑

父母从不与孩子分享对自己想法和信念的困惑，这也是一种才智上的虐待。若父母不分享这些，孩子便不会知道成年人也是会质疑或怀疑自己的信念的。于是孩子会认为，自己从不该对信念有所怀疑。当父母不与孩子分享自己对信仰的困惑时，便与精神上的、灵性上的虐待有关了，这在下章会详细讲到。当孩子有了这些正常的困惑时，他们会感到内疚、荒谬，感觉自己没有价值。

有时，在陈述困惑这个事实与向孩子倾倒父母的恐惧之间有明显界限，而后者是不健康的。而我在这里想表达是的，若父母将完美的自己呈现给孩子，让孩子觉得父母能毫无疑问地轻松搞定一切，便是对孩子在才智上的一种虐待。

第14章

灵性上的虐待

o o o o o o o

父母不会一直是孩子更高的精神力量。健康父母会为孩子指出一条道路，孩子在这条路上会找到令人信服的更高的精神力量，让孩子去依赖。

灵性上的虐待包括扭曲、减缓或扰乱孩子在灵性上的成长。在至少三种情况下，孩子可能会经历灵性上的虐待：当父母一方取代了孩子更高的精神力量时（正如在本章将要提到的任何形式的虐待，以及在灵性上导致特定后果的虐待都属于这一范畴）；孩子的父母一方或双方对宗教成瘾；以及一位神职人员，如牧师、神父、教士、执事、礼拜日的老师或唱诗班指挥以任何形式虐待孩子，都属于这种情况。

当父母一方成为孩子更高的精神力量时

婴儿降生在一个家庭时，父母会是他对更高的精神力量的第一个经验——孩子为了存活要依赖父母。当然，人总是有缺点且不完美的，但更高的精神力量是没有缺点的。健康的父母会接受自己的缺点，并对其负起责任。他们让孩子知道，父母会接纳自己的不完美，若这些缺点伤害到了孩子，父母会对此负责；父母不会一直是孩子更高的精神力量。健康父母会为孩子指出一条道路，孩子在这条路上会找到令人信服的更高的精神力量，让孩子去依赖。在孩子健康的灵性成长过程中，唯一能成为人类的、除了父母以外的更高的精神力量的是一种全能的、完美之物的存在。

身体上的、性上的、情感上的以及才智上的虐待，都与灵性上的虐待有关，因为孩子从施害者那里得到的信息是，"我比你更强大。我想对你做什么，就可以对你做什么。我是神。无论如何，我的意志都会获胜。为了让你明白这一点，我会虐待你。"当施虐的父母将自己作为一种更高的精神力量置于孩子生活中时，他们将自己塑造成了残酷的、以自我为中心的虐待他人的神。

任何一种严重的虐待（如殴打、身体上的性虐待、叫喊、嘲笑、抛弃、掌控过强以及强迫完美）也都是灵性上的虐待，因为其玷污了孩子对更高的精神力量的信任。比如，许多人永远也不愿意将神（God）称为"父"（Father），因为他们的父亲曾对他们加以虐待。对共依赖者来说，我将更高的精神力量定义为"一种比你自己，以及你的父母更高的力量"。

当父母通过对孩子的虐待成为孩子更高的精神力量时，孩子会开始憎恨或崇拜父母，这取决于虐待是剥夺还是给予孩子力量感。如果被虐待的经历是否定的、反对的、粗暴的、拒绝的、评判的或指责的，孩子将会发展出憎恨。孩子会带着这些憎恨进入成年生活，并将难以与更高的精神力量建立健康的关系，直到这种憎恨停止。此外，由于孩子因遭受虐待而感到羞耻，并失去了力量感，从而对自己的评价非常负面，他们就很难相信自己是被造物主珍爱的、可爱的孩子。

当虐待给予孩子以力量感时，他们会崇拜虐待自己的父母。被如此虐待的人会很难认识到这是父母对自己的虐待。他们很难看到，发生在父母与自己之间的事并不是健康的抚育。事实确实如此，因为孩子（甚至成年人）需要去保护父母，认为父母让他们感觉良好并高人一等。这种崇拜通常掩盖了父母的不完美以及对孩子的虐待。这些孩子可能永远也意识不到，他们的父母扮演着更高的精神力量的角色。

通过给予人力量的虐待，孩子误以为自己比他人更好。长大成人后，更高的精神力量便是他自己。被给予力量的孩子的态度是："我是一种更高的力量（我比他人要好）。我想做什么，便可以做什么。我有资格拿走别人的东西、利用别人，无论我想做什么，都不必感到惭愧。"不过这种态度或许不会表现得如此彻底和明显。当孩子的更高的精神力量就是自己时，他们相信自己有资格侵犯别人、羞辱别人，因此他们将自己与精神生活彻底隔离开来。

有时孩子会愤怒并痛恨"更高的精神力量"这一概念，允许父母虐待自己。真正的问题与更高的精神力量并没有关系，而是与施害者的虐待有关。但孩子可能会责怪更高的精神力量没有让他们免于面对那些无法被接受的痛苦现实，而实际上，真正伤害他们的是成年施害者（同时也是孩子的安全来源）。这种情形会让孩子无法接受父母的虐待行为，有时会造成一些妄想。当然，对上帝的这种责备会让人之后无法皈依更高的精神力量。

一些并不显然的例子

过分的控制。孩子出生后，并不知道自己是谁，也不知道如何言谈举止。当他们开始注意到父母是谁，父母的所作所为时，也便开始有了关于自己是谁、如何做事的感觉。

婴儿在 18 个月～3 岁时，开始想要以自己的方式行事。若父母不给孩子足够的空间开始这一持续到成年的分离过程，家长对孩子的控制便是过度的。

如果父母要求孩子的所作所为或所思所想完全与自己一致，而禁止不同的行为和想法，那么孩子可能永远没有机会知道以自己的方式做事而感到开心是什么滋味，而这是一个必要的心理发展过程。如果父母极度压制孩子的自由发展，使孩子难以成为独特的个体，那么孩子便对何为自己的行事方式完全没有概念。这样的孩子即使成年后，也不得不等待他人告诉他们如何处理新的情况。他们也会非常拘束、缺乏创造性，而他们的反应是有限且可被预测的。

这样的孩子长大后，若没有严格的规则，便可能不知道如何完成工作。有些人会寻找并依附于能向他们施加严格规定的婚姻或教堂。

无人能遵守的规则。健康家庭的内部要求，对孩子和父母来说都应是力所能及的。这些规则和要求最终会成为孩子的价值体系。实用有效的规则的两大重要元素是：清晰且能够被人遵守。不近人情的规则是那些无人能遵守的规则。只要孩子知道规则是什么，或把规则看作可遵守的（因为其他家庭成员也遵守同样的规则），规则的具体内容是什么并不重要。这并不代表"怎样都可以"，我的意思是要有一个清晰的、可行的、实用的规则的必要性。

不健康的家庭给孩子提供的是无规则或模糊矛盾的规则，这样的生活会是混乱的。又或者父母希望孩子遵守的合情合理的规则，父母自己却并没有去遵守。他们实际上是在说："按照我说的做，而不是按照我做的做。我们（父母）不必遵守这些规则。我们优于你。我们是这个家中的神。"例如，一个抽烟的家长对孩子说："永远不要抽烟。"

带着这些不切实际的规则和价值，孩子不断地尝试达成某些无法达成的东西，因此一次又一次地失败，感到羞耻。他们开始相信，上帝也在期待着他们遵守这些他们永远无法遵守的规则并觉得自己不够好，不值得上帝去爱、去尊重、去帮助。

要求完美。正如我们在第 4 章看到的，孩子是不完美的人。让孩子认为完美是常态，这种行为是不健康的。也许这种教育方式在开始时并不明显，但父母显然期待自己的孩子永远不要犯错误；考试没考好回家以及丢东西都可能引发这种虐待。当家庭成员期待孩子表现完美时，孩子可能学会撒谎（避免由一次次失败带来的痛苦的羞耻感）或压抑自己是不完美的这一事实。这意味着孩子长大成人后，无法对自己的行为负责，无法发展出灵性，因为他们无法容忍自己生活中错误和破坏性行为的存在。

期待孩子像成年人一样是不健康的，因为他们的本性是天真烂漫的。期待孩子如成年人一样，就像期待毛毛虫可以如蝴蝶似地飞一样，没有什么意义。有些特别的孩子会努力表现得完美和老成，但他们常常会受到重挫，因为他们必然无法把每件事都做"对"。他们成了完美主义者，甚至成年后成了工作狂，痛苦于一次次的失败，很少真正地去享受成功，永远地痛恨自己，只因为他们是不完美的。

因此他们扭曲地坚信自己一直都非常失败，因为他们没有达成那个不可能实现的、虚幻的、一直在他们面前向前移动的目标，而这目标犹如沙漠中的海市蜃楼一般。这些孩子成年后，还会因为一些行为而羞辱自己，而这些行为通常仅仅是"人之常情"而已。

完美主义是不健康的。因为我的耳中充斥着"我必须做到完美"的声音，几年前我想出了一条美妙的格言，帮助自己停止持续追求完美："如果这件事值得一试，那么做得糟糕也是值得的——但是这件事值得做完。"

抛弃。抛弃会造成灵性上的虐待。被抛弃的孩子被迫成为自己的父母。由于缺少来自成年人的引导，被抛弃的孩子的理想化思维可能让他们认为自己是完美的，是自己的更高的精神力量，而这阻碍了他们灵性的成长。认为自己是完美的人，将自己放在了"高人一等"的位置，这样他们便几乎不可能体验到更高的精神力量了。

抛弃会造成灵性的虐待的另一个原因是，大多数被抛弃的孩子无法理解"更高的精神力量"的概念，它并没有积极地参与到孩子的生活中来，因为没有抚养者与他们互动。他们要么不相信更高的精神力量的存在，要么不相信这种力量会支持帮助他们。

真正的灵性信息缺失。不健康的家庭会忽视告诉孩子关于真正的灵性的信息。孩子要从父母那里学习何为灵性。健康的父母可能会从解释灵性和信仰如何影响他们自己的生活开始。

不愿承认错误的父母。大多数不健康的父母拒绝道歉或为自己犯的错误做出弥补——即使错误非常明显。无法接纳自己羞耻感、对自己不负责的父母让孩子知道，他们可以冒犯他人而不必感受自发的羞耻感。由于自发的羞耻感会将人引向责任感，对羞耻感的压抑会让人无法体验灵性，因为灵性需要人对自己的行为负责。

当孩子的父母对宗教上瘾

成瘾是一种强迫性行为过程，其目的是将人的注意力从无法忍耐的现实中吸引出来。因为成瘾具有粉饰生活中痛苦的效力，所以任何成瘾都会成为生活中的第一要务，将人的注意力从其他事务，例如从抚养孩子中分散出来。

宗教成瘾者会使用宗教给予自己以力量感，掌控周围的环境，缓解无法忍耐的现实（情绪、想法、身体特征或痛苦）。因为宗教确实可以缓解痛苦，所以和其他成瘾行为一样，人也会过量使用它。由于对宗教的成瘾对人有很大影响，能将人的时间和精力从其他生活事务（包括照顾孩子）中吸引过来，所以宗教成瘾者几乎总是虐待他们的孩子，因为他们将注意力放在成瘾上，而非需要他投入时间、关注、引导和爱的孩子身上。

首先，宗教成瘾者主要以忽视的方式虐待他们的孩子。他们可能会成为"宗教工作狂"，远离家庭、泡在教堂中、学习圣经或其他文本、布道或教学，在孩子的需求没有被满足时，去志愿帮助贫穷的人。

其次，宗教成瘾者常常会使用神的概念来恐吓和威胁孩子，利用来自神的惩罚的恐惧，强迫着孩子去做父母想让他们做的事情。父母过分地控制孩子，而孩子学会了畏惧神。当一方面，父母谈论着神"在掌管着一切"时，另一方面，孩子体验到的是父母总是在试着自行其是，这时事情就变得比较复杂了。

再次，许多宗教成瘾者通过引用《圣经》中的语句，逃避解决实质的问题。我并非在贬低引用《圣经》中的语句这种行为。我个人也阅读《圣经》，从中找到了许多慰藉以及丰富美妙的灵性启迪。但当父母是宗教成瘾者时，他们常常表现得空洞、恐惧且孩子气。这样的父母并没有从他们自己的积淀中教给孩子生活的道理。他们并非在以自己可以理解的规则和信息为孩子提供一种框架，而仅仅是从《圣经》中引用那些孩子无法理解的语句而已。孩子尚未成熟的头脑还无法理解如此深奥的宗教和伦理概念。但是这些语句被引用并呈现给孩子时，并没人为孩子解释，让他们更好地理解。如此引用《圣经》会传达给孩子一种潜在的信息："如果你能力足够的话，便会理解我所说的，以及上帝想让你做的。"在这个过程中，孩子会困惑、愤怒、感到被羞辱，因为他们无法理解父母试图告诉他们的东西。

许多宗教成瘾者不负责任地将所有东西都推给神，自己不做任何基本思考。我在这里所描述的态度是："我很无助，没有责任在生活中主动行动。一切都取决于神。"我个人相信，将自己的忧虑交给更高的精神力量是可以的。但是在这个过程中，或在这之前，我有许多功课要做。孩子需要看到人的责任是什么样子的（即使对那些依赖更高的精神力量的人来说也是如此），这样他们便能学会如何解决问题，以及以有效的方式生活。当父母将所有事情都推出去，而不解决任何自己的问题时，孩子也无从学会如何处理生活中的问题。即使他们长大成人，也没有准备好面对生活的挑战。

许多宗教成瘾者持有的另一个不健康的信念是，他们的孩子或其他遇到问题的人本身就有问题，因为在神的角度看来，他们是"有过错的"。心智还不成熟的孩子并不知道这个信念是错误的，从而会因遇到的所有问题而责怪自己，而有些问题是由他们父母的虐待行为引起的。他们认为自身的问题以及所经受的虐待是他们自己的错，因为神并没有站在他们这边。这样一来，在这样的家庭中，神便成了一种惩罚的象征。除了将神视为"惩罚者"以外，被这样教育出来的孩子常常会对外界进行道德批判，而失去了获得灵性的能力。

在神那里没有过错的人，依然会遇到问题，而与更高的精神力量的灵性联系会引导他们解决问题。生活就是充满问题的。

我曾认为等自己康复后，就不会再有问题了——我再也不会嫉妒了、不会发怒了、不会和前夫吵架了。我会提前解决所有不健康的东西，做好计划、遵循计划，生活会顺畅许多。而事实却恰恰相反——我遇到的问题好像更多了。当然，实际上我并不是遇到了更多的问题，而是对现实有了更多的觉察，因此对问题也有了更多的认识。同时我也体会到了更多的欢乐与更少的恐惧，还有许多对自己良好的感觉。

宗教成瘾的父母常常告诉孩子，神是严厉的、苛刻的，神期待人们严格遵守某一套规则。这便相当于，他们教给孩子只能以一种方式去思考，因为"神告诉我们要这样思考"。如果孩子没有以父母的方式思考事情，那么在灵性上，便是不能被接受的，上帝会对孩子进行惩罚。

如果父母一方或双方都是宗教成瘾者，那么孩子很难去挑战他们不认可的父母的所言所行。他们会感到，顶撞宗教成瘾的父母，实际上是对神的抱怨或不赞同。在灵性上被虐待的人，很难顶撞或对宗教成瘾的父母发怒，很难发觉父母其实得了病，因为父母的成瘾与神有关。

从灵性上被虐待的患者对父母的描述中，我能分辨出他们的父母是否是宗教成瘾者。患者常常十分抗拒直面这个问题，因为在一个从张口便引用圣经的家中长大是一种痛苦的虐待，而承认这一点对他们来说是十分可怕的。

在十二步骤疗法中，灵性对成功康复而言是至关重要的。如果感受不到大于自己、高于父母的一种给予支持和关心的力量，人们常常很难开始康复的旅程。因为我认为，十二步骤疗法是从共依赖中康复不可或缺的因素，处理好灵性上的虐待对成功的康复治疗来说可能是具有决定性的。

在身体、性和情感上被宗教人员虐待

对孩子来说，被神职人员在身体、性和情感上虐待，是非常痛苦的。在来到梅多斯治疗中心医治化学物质成瘾、食物成瘾或共依赖的患者中，有相当大的一部分被灵性或宗教领袖（有男也有女）性侵害过。医生、咨询师、治疗师和其他助人领域的工作人员也可能是施害者。

宗教领袖并不对性成瘾免疫。而我认为，性成瘾很容易隐藏在宗教环境中，因为许多脆弱的人会来向神职人员求助，寻求灵性的关照与指导。在这种安全且秘密的环境下，宗教领袖的性成瘾可能会在这些需要帮助的人身上表现出来，因为没有人能想到这种事情会发生在神职人员身上。性侵的受害者很难将施害者揭露出来。而且有时即使被虐待的人试着告诉所有人，也没人相信他。

与来自父母的灵性上的虐待相比，神职人员并不常常是孩子的更高的精神力量。但常常发生的是，灵性领袖是神的代言人，而孩子会对神充满怨恨和恼怒，因为他们觉得是神准许了虐待的发生。或者孩子会感到恐惧并认为："与更高的精神力量相连接，意味着我会被伤害，因为这发生过，我对更高的精神力量充满恐惧，因为他允许这些事情发生在我身上。"

神职人员的性侵害尤其具有毁灭性。在处理过许多被神职人员性侵的案例之后，我相信这是一种极深的罪恶。我发现在受害者康复过程中的某一时刻，他们在生与死之间徘徊，纠结斟酌的一个问题是："我要做出这个决定吗？是活下去，还是杀了我自己？"很多时候，他们并不是有意识地和自杀做斗争，而是在直面曾经的遭遇，因为显然他们所面对的就是生死层面的大事。

在治疗中，当性侵害的记忆浮出水面时，患者常常会感到强烈的创伤和痛苦。很难接受的是，神的代理人曾经虐待过你、羞辱过你。仅仅是"完全认识到这一点"，就会让患者非常不舒服。但是他们必须去接受自己确实被本该是安全的并代表着神这种强大力量的人所侵犯了。大多数人会心生绝望和愤怒。但在宗教中，很多训诫是不赞同迁怒于神的，因此受害者很难允许自己去感受愤怒。大多数患者将怒火转向自己，变得极度抑郁，出现自杀倾向。帮助他们允许自己去感受情绪，说出必须要对更高的精神力量或神说出的话，让自己从残余的情绪中解脱出来，是很困难的。直面并处理这种在灵性上的性虐待的决定，代表着一种真正的信仰危机。但是在这种抗拒被克服前，康复与灵性的力量都不会出现。

我知道，如果我的康复中没有灵性这一要素，我可能已经自杀了。康复意味着发展出真正的灵性，这比其他事情都重要。但是如果一个人被灵性领袖虐待了，那么在治疗中，他向灵性求助的能力便被削弱了。没有对更高的精神力量的信任，放手过去，在康复的道路上前进是很难的。我有一个朋友，总是想着自杀。她曾被一位牧师严重地性虐待过，而如今她无法与可怕的过往和解。由于她对更高的精神力量有太多的愤怒与痛苦，她无法利用治疗中的灵性来帮助自己。根据我治疗许多受害者的临床经验，来自神职人员身体的、情感的以及灵性的虐待，会导致非常严重的后果，包括对过去的拒绝、幻觉和压抑。由神职人员造成的性创伤更严重，让治疗变得更困难。

共依赖：它是什么、
从哪里来、如何破坏我们的生活

正如我们看到的，非抚育的或不健康的养育子女的方式会让孩子受到虐待，而最后成为共依赖成年人。这些虐待可能是公然且显眼的，也可能是更微妙且隐蔽的，但它们对我们造成的影响都是真实的，它们扰乱破坏了我们的生活和人际关系。我们已经讨论过，社会对抚养照顾儿童的标准是很低的，而人们恰恰是通过这种标准来判断某种养育技巧是否对孩子有益。

从原生家庭的创伤经历中康复过来，会提高我们当下的生活质量，也对我们的孩子有好处。无论是在学校、童子军野营、教堂还是托儿所，参与我们治疗的孩子们都表现出良好的治愈效果。我们可以学会将更多的注意力放在我们对那些宝贵的、脆弱的、不完美的、依赖的和不成熟的孩子造成的影响上。但是只有在我们开始直面对自己现状的拒绝与幻想，并首先开始治愈自己之后，积极的变化才会出现。在康复的过程中，我们会自然而然地开始更多地为孩子提供抚育性的且合适的照顾，并与我们周围人的关系变得更加亲密。

　　如今我们看到了共依赖的全貌，了解了其从童年经历的何处而来，以及如何对我们的成年生活造成影响。虽然显然并不是我们自己造成了自身的共依赖症状，但许多人对自己的态度是轻蔑与反感，因为我们看起来非常"不成熟且愚蠢"。我个人康复过程的一部分是，认识到我们处在一种得病的状态，也无法控制对我们当下生活带来不适的童年生活环境。

　　学习了解这种疾病，然后开始对我们的康复负起责任，会为我们的新生活打开一扇门。直面共依赖是重要的第一步，但我们要如何治愈这些童年创伤，成长为一个健康的成年人呢？

无论我们从哪一个极端康复，这个过程都会让我们觉得自己在走向另一个极端，因为生活在共依赖中多年后，健康行为对我们来说太陌生了。这种"不知何为正常"的体验，全部是康复中必要的部分。

第四部分

走向康复

第15章

个人的康复

o ° ° ° ° ° ° °

　　虽然父母本应该让我们在一个健康的环境中长大，受到良好的抚养，但是如今我们已不再需要责怪他们。一旦损害出现，父母便无法替我们修正了。我们必须学会如何让自己康复。

在对共依赖做出描述，以及解释它如何源自童年创伤之后，我还不能止步于此。但是由于这种疾病复杂的特点，以及其与童年创伤的联系，在本书中我主要将篇幅放在全面讨论这种疾病的根源和症状上面。在本书的最后一部分，我打算概括一下共依赖康复的过程，而在我与安德烈亚·韦尔斯·米勒（Andrea Wells Miller）合著的《冲破牢笼：直面共依赖练习手册》（*Breaking Free: A Recovery Workbook for Facing Codependency*）中，详细介绍了这一过程。

我了解，如果有人描述了一种疾病，而你意识到自己患有这种疾病是一件挺令人难以承受的事。但是我们共依赖者是很有希望去拥有健康且令人满意的生活的。对这种疾病本身以及其治愈的研究越来越多，如今为共依赖者提供治疗的治疗师比以往任何时候都多。许多人在康复和成长的过程中，都表现出了强大的力量。我强烈建议你找一位治疗师咨询，并参加十二步骤治疗小组，如共依赖者匿名小组，开始去熟悉共依赖如何影响我们的生活，了解如何开始康复。

直面共依赖

直面共依赖的第一步是在我们的生活中发现并承认这种症状的存在。在开始面对这些症状并尝试改变持续终生的行为时，我们会遇到强大的阻力和极端的情绪。这只是从疾病中康复的一个过程。但是第一步，让我们来看看这些症状是如何影响行为的。

体验到低自尊或无自尊 　或　 傲慢自大的态度

过于脆弱 　或　 过于坚强

不好的、叛逆的 　或　 好的、完美的

过于依赖黏人的 　或　 绝不依赖他人、无欲无求的

不成熟的、内心混乱的 　或　 过于成熟的、过于自我克制的

康复中共依赖者的特征

无论我们表现出的是上面列出的哪种特征，在开始康复时，我们都会觉得自己在飞速地表现出其反面对立的特征。当我们开始从低自尊或无自尊转变为以一种健康的方式尊重自己时，许多想法会涌入我们脑中，而这些想法是：我们太自大、太傲慢了。当我们不再过于脆弱，开始在为自己设立适宜的边界感时，我们会认为也许自己表现得过于坚强、与他人疏远了。当我们处理生活的方式不再过于叛逆时，会恐惧自己是否过于追求完美了。当我们不再紧紧地黏着他人、过于依赖他人时，我们会认为也许自己过于独立了。当我们从内心的混乱走向计划与责任时，我们会感觉自己好像过于自制了。

对于从另一个极端康复的人来说，远离自大傲慢让他感觉一段走向低自尊或无自尊的路。不再过于坚强，开始冒险卸下盔甲，会让人觉得自己"过于"脆弱了，因为这种感觉是陌生（且令人不舒服）的。越来越不再追求"优质和完美"，可能让人觉得自己太叛逆且"坏"了。放弃对结果的自我控制，会让我们觉得事情

在变得混乱不堪。

　　虽然康复的过程让我们觉得自己好像朝反方向走得太远了，但实际上我们可能并没有发现这一点对康复是有帮助的。一个有完美主义倾向的女人把没有刷的盘子在水池中留了一夜，她可能会觉得很杂乱，但实际上并没有。无论我们从哪一个极端康复，这个过程都会让我们觉得自己在走向另一个极端，因为生活在共依赖中多年后，健康行为对我们来说太陌生了。这种"不知何为正常"的体验，全部是康复中必要的部分，因为我们可以通过倾听与分享，从治疗小组和已康复者那里学到许多。

　　当一位共依赖者处理每一个核心症状并开始康复时，一些健康人的特征会在他们身上开始显现。包括以下一些。

　　　　能够出于对自己的仁爱，发自内心地尊重自己。
　　　　能够带着自我保护，与他人亲密并允许自己脆弱。
　　　　能做真实的自己，对自己的不完美负责，并在生活中带有灵性——寻找一个更高的精神力量来帮助自己面对不完美。
　　　　能够在照顾自己上负起责任来，并与他人健康地相互依赖。
　　　　能够以适度的方式体验现实，同时让自己更加随性。

从痛苦中开始康复

　　若不是不健康的行为造成了痛苦的后果，我们常常意识不到自己需要做出改变。共依赖者不会在某天起床时突然说："我觉得我要更成熟一些，要让自己心理更健康一些。"例如，或许有些人并不会因为自大导致的离群索居感到困扰，这样的人或许看不到改变自己的理由。如果家人因为与他们相处而觉得受不了，或他们在生活中没有亲密的朋友，自大的人常常认为家里的问题或人际关系的问题都是别人的错，而他们自己其实"挺好"的。

由一次成功的干预或治疗而带来的冲击，会让人走出一系列自大的症状，而开始感到一些痛苦。将自大的、脆弱的、完美主义的、过于独立的以及过于克制的行为暴露出来，让人意识到这是曾经为了适应环境而产生的不健康行为，这会带来强烈的痛苦和恐惧感。但是人们不得不深处于这种痛苦之中，才会愿意为了康复去做必须要做的事。在康复中，这一痛苦的阶段并不会在生活中永远持续下去。共依赖者需要勇气和与更高的精神力量的联系，去继续康复之旅，不断自我成长，直到跨越这一阶段，进入一个舒服些的位置。

这让人们，特别是那些还没有进入康复过程，或正徘徊在崩溃边缘的人意识到，康复的第一年可能是最令人痛苦的时候。你会有很矛盾的体验，在欣喜于自己开始康复同时，也感觉更糟糕了。

我发现，共依赖者是很难被疗愈的。我曾经拒绝去做旁人建议的任何能让我开始康复的事。直到体会到了足够的痛苦，我才开始愿意为了做出改变去做任何事。

我在这里提到这些，是因为当时并没有人告诉我：由于开始不再逃避恐惧与各种情绪并直面共依赖，所以处在康复早期的人会体会到很多痛苦。喜悦和与日俱增的痛苦感让我感到困惑。在康复过程中，我做了许多。只有曾经与我聊过天的患者知道我曾在康复的路上付出多少努力，因为刚开始我并没打算以专家的身份与患者相处。那时，我只是真实地表现自己，也就是一个承受痛苦的、尝试康复的共依赖者。我注意到，当我开始做那些不做就无法得到好转的事之后，我感到更糟糕了，即使我体会到了难以置信的喜悦与希望，看到了这些年自己身上发生的变化。

出乎意料的恐惧与不确定感

除了痛苦与喜悦，我从未料想到的恐惧与不确定感也随之而来。比如，在刚刚开始康复时，我凡事都要追求完美。我那时过于老成和自制。我觉得自己好像已经很老了，而且疲惫不堪。我虽然只有 36 岁，但感觉已经七老八十了。当我试着不再过度控制自己和周围的人和事时，我变成了一个很不成熟的、杂乱无章的孩子，像婴儿一样哭哭啼啼，做出了许多从前认为自己永远不会做的不成熟的行为。我从未有过这种行为，因为我从未曾像个孩子一样。

但是我并未认清自己的行为，看不出这其实是很孩子气、以自我为中心的。一想到我可以选择不再以曾经的方式行事，我就很兴奋。但有时，我会抛掉这些妄想，因为我的丈夫和在我生活中充当母亲角色的一位朋友会当面与我沟通。她会说："你知道吗，和你做朋友可真不是件容易的事，因为你太以自我为中心了。你从不给我打电话。总是我给你打电话。"听她这么说，我确实很痛苦，因为我很爱这个人。

也许我从无欲无求转变为开始体会到自己需求的经历，是最让我感到痛苦和不确定的。那时，我第一次意识到了自己的需求是什么，但也几乎不知道如何照顾这些需求。我发现，即使仅仅承认自己曾经有这些需求都会让我非常痛苦，主动去满足这些需求就更难了。当我开始变得脆弱时，我感觉自己好像毫无保护，任何冲我而来的事都可能毁掉我。

但幸运的是，后来情况有所好转——变得好多了。开始康复六年后，我表现出了更多的在本章列出的康复特征。对过去的痛苦和羞耻以及对我再也无法康复的恐惧，被我体会到的希望所带来的平和取代。通过更高的精神力量，包括十二步骤法在内的康复工具以及一起康复的朋友，我找到了希望。不过，当然了，我并没有一直仅处于那个阶段。

对我来说，康复意味着在生活中，我表现出的康复特质多于共依赖特质。我认识的每一个患者的康复之路都是不完美的。实际上，当我试着在康复中追求完美时，我便又陷入了共依赖的症状之中。我常常会反复，但是区别在于，我不会在谷底待得和以前一样久了。如今，以共依赖的方式行事，会很快且很重地伤到我，所以我也会尽己所能地迅速远离谷底。

共依赖不会凭空消失

正如前面提到的，在我带领的一个由我很熟悉的共依赖者所组成的治疗团体中，我常常说："拥抱你心中的魔鬼，否则它会反咬你一口。"为了让情况有所好转，我们必须开始处理生活中共依赖，并对自己共依赖的魔鬼做些什么。如果期待其他人，甚至出色的治疗师替我们的康复付出努力，那么我们将会继续深陷迷茫与病痛之中。没有人能替我们去努力康复，也不会有人愿意去做的。虽然父母本应该让我们在一个健康的环境中长大，受到良好的抚养，但是如今我们已不再需要责怪他们。一旦损害出现，父母便无法替我们修正了。我们必须学会如何让自己康复。

我希望，当我们开始认识到这些核心症状如何作用于我们的生活（我认为这是康复的最开始），并且看到其在生活中造成了有害后果后，我们能开始做两件事。第一，我们可以开始学习如何对生活中的这种疾病进行干预：以尊重的态度对待自己，发展出边界感，接纳自己的现实，对自我的愿望和需求负起责任，并以适度的方式行事。第二，我们可以学习的是，如何成为更好的抚养者——如何恰当地尊重孩子，如何避免虐待他，并教给他完整的边界感，如何允许他接纳自己的现实，引导他走向成熟，以及如何恰当地抚养孩子，并在他长大成年时，为他提供一个稳定的环境。

如果你的孩子已经成年，那么第二项任务就变为学会在康复过程中如何处理好自己与孩子的关系。我常常听别人说，也深信：我们能为成年子女做的最好的事就是，让我们自己开始康复，并让他们自由地找到自己的康复之路。我们可以开始康复并做出榜样，当我们的孩子已经成人时，他们必须要去自由地生活。我们或许是他们共依赖症状的始作俑者，但是我们不能对他们的疗愈负责，因此我们无法逼迫他们去康复。我们自己康复的重要标志之一是，是否愿意分清①为孩子做出康复的榜样且与他们分享我们的优点和期待，②跨越成年子女的边界感而坚持要他们按照我们的方式生活（即使这是康复的生活）之间的区别。正如我们的父母无法控制我们的康复之路一样，我们也无法"让"孩子康复，或"给予"他们康复。

十二步骤疗法自助会

首先，可以考虑去参加十二步骤疗法自助会，在那里你可以和有同样困扰的人，分享康复经历。共依赖者匿名自助会（Codependents Anonymous，CoDA）是基于酗酒者匿名自助会使用的十二步骤疗法，发展出来的十二步骤治疗法。在我写这本书的同时，许多新的自助会正在美国全国各地组建。

我想强调，只讨论共依赖这种疾病，及其如何影响我们的生活是不够的，讨论你在康复的时候是什么样子的，也很重要。只讨论这种病症本身，以及它是如何让我们的生活变得不可控的，可能没什么显著效果。在享受康复之旅开始时，分享自己的积极体验，会帮助你将注意力放在自己的进步上，同时也可以将宝贵的经验、优点和希望传递给他人。学会如何使用十二步骤康复法是很重要的。

将第一个步骤写下来

帮助很多共依赖者通过十二步骤疗法康复的第二个要点是"将第一个步骤写下来"。根据共依赖者状况所修改的第一个步骤是："我们承认，我们无法控制他人的想法和行为，并且我们的生活已经失去控制了。"

第一个步骤的目的是帮助我们确确实实地看到这种疾病的存在。除非看清了这种疾病如何影响我们的生活和人际关系，否则我们不可能做出改变。第一个步骤分为两个部分：①将我们是如何体验核心症状的（如第 2 章所述），以及我们如何对共依赖无能为力的，写下来。②写一写共依赖造成的后果（如第 3 章所述的 5 种破坏生活的行为），描述一下我们的生活是如何失控的。做这些可能要费一番功夫，但从长远来看，这会帮助我们看清自己的共依赖症状的模式。在《冲破牢笼：直面共依赖练习手册》一书中，我详细介绍了完成第一步，以及完成剩下步骤的建议。

共依赖康复的领路人

你可以为自己做的第三件事是，找一个共依赖康复的领路人（sponsor）。我建议你选择已经康复一段时间的，并在他的共依赖症状上已经表现出健康行为的人。不过考虑到各种条件，一个好的领路人最重要的特点是，可以为你提供父母般的支持，既诚

实也直接，愿意告知你状况如何，也会一遍一遍地告诉你，直到
你听进去了。我会建议你找一位同性别的领路者，除非你是同性
恋者。

事实上，我非常不建议你去找一位异性作为康复的领路人。
你们可能会以"第十三个步骤"告终（进入恋爱或性关系），而这
对你和你的领路人的康复都是不合适且不健康的。

直面每一个症状

第四个要点是，直面我在本书开始处提到的每一个症状：低
自尊或无自尊、损坏的边界感、接纳自身的现实状况、满足你的
需求和愿望以及以极端的方式表现自己。不过，如果没有将第一
步写下来，那你将很难知道且记住问题出在了哪里。

共依赖是一种狡猾且隐晦的疾病。如果你发现自己无法走出
我建议的第一步，或许应该去找一位熟悉共依赖的咨询师聊一聊。
（许多治疗师并不了解这个在过去几年才被发觉的疾病和相关的
康复技术。）你也许可以通过联系物质成瘾治疗中心，从而找到
一位好的咨询师或治疗师。如今许多治疗中心都有治疗共依赖
的住院部或门诊部，渴望从这种疾病中康复的人都会从那里得到
帮助的。

我们在整本书中都使用"疾病"这个词来描述共依赖，但这
并不是像感冒或肺炎那种我们吃了药就会好的疾病。从共依赖中

康复更像是糖尿病症状的缓解。只要糖尿病患者继续遵从医嘱、常运动或使用胰岛素，他便可以像非糖尿病患者一样生活。但是，如果糖尿病患者没有遵循起居规律，症状随时都会出现。与此类似，只要遵循一个康复计划，我们便可以过上更健康的生活。但是当我们开始觉得自己一切都不错，且不再需要努力康复时，症状便很容易复发。

无论你现在在哪条路上，我都会鼓励你开始直面共依赖。在我写这本书的时候，成千上万人已经在康复的道路上了。我们是感到害怕、孤独、怨恨、丧气，且无法保证自己生活和关系质量的人。我们许多人曾几乎失去过上幸福的生活的希望。如今，即使这看起来依然有些不可思议，我们也在变得越来越好。欢迎加入我们！

附录

共依赖简史和相关文献一览

如我在前言提到的，我们现在对称为共依赖的症状的理解，最早出现在化学物质成瘾领域对酗酒者家庭成员的治疗中。虽然似乎没有人确切地知道"共依赖"一词从何而来，但大家普遍认为，当酗酒和其他毒品成瘾开始被统一称为"化学物质成瘾"时，共依赖一词便从"共－酗酒"（co-alcoholic）一词演化而来。

最开始，共依赖被认为是由与成瘾者一起生活而引发的压力导致的。家庭成员所体会到的过度的羞耻、恐惧、痛苦和愤怒，被视为对已病入膏肓的、失控的成瘾患者的反应。

但是在酗酒者清醒时，其家庭成员的共依赖行为常常会继续，且有时会逐步升级。很明显，这种家庭成员表现出来的疾病是独立存在的。治疗师很快意识到这种疾病背后的原因，可能早于成瘾者的酗酒问题。

当越来越多的家庭成员来参与治疗时，他们会透露自己原生家庭的情况。很明显的是，许多备受共依赖困扰的伴侣，都会有一个或两个酗酒成瘾的父母。而且随后他们看起来无意识地选择了一个酗酒者或毒瘾者作为自己的伴侣（有人甚至在几段婚姻中一再做出这样的选择）。酗酒者（将要成为酗酒者的伴侣）的虐待行为模式是有共同点的，而这让共依赖的伴侣重现了在他童年时可能被压抑的创伤。虽然这些都发生在潜意识层面，但通过重现早年创伤，共依赖的一方好像如今可以得到另一次做到"完美"或"令人满意"的机会，从而让自己从自小便背负在心中的极度的羞耻、恐惧、痛苦和愤怒中解脱出来。而这些情绪和感受让许多共依赖者一生的关系都蒙上了阴影或受到破坏。

当人们在治疗中心、会议以及咨询室中开始处理共依赖症状时，越来越多不可否认的迹象表明，共依赖者的生活中并不一定都会有化学物质成瘾者（孩子或成年人），让他们表现出共依赖这种疾病。而在人生初期，有一个有虐待行为的抚养者才是背后的原因。而本书试图描述的，正是童年创伤和成年共依赖症状之间的关联。

作为一种疾病的共依赖

不像大多数新疾病的"发现"，共依赖最初从化学物质成瘾的领域浮现出来，之后慢慢回归心理健康领域，而其他疾病的概念常常来自心理健康这一领域。治疗化学物质成瘾的专业人员关注于使用实用型的治疗取向，而这不同于学术和理论取向的、基于博士研究的治疗方式。正是由于这一实用取向，并没有人努力将共依赖的突破和方法论或概念化，使其融入学术心理学的语言体系中去。

心理学文献一览：心理学方面的摘要

在准备写作本书时，我查阅了一个在便携光盘上的心理学论文摘要的数据库。这些摘要包括许多心理学期刊中各种前沿研究与新发展。由于共依赖是一种新现象，而这个名称也是在近几年才进入人们的视野，所以我们查阅了 1983 年 1 月～1988 年 9 月的所有摘要与切题的论文。至少从名称引用上看，我们得出的结论是，传统心理学文献很少提到共依赖这种疾病。

以下是从 1985 年至今发表的与"共依赖"有关的论文。

Lan Lesater 等人（1985）针对社区诊所中的来访者的家庭和社会问题做出调查，其中包括化学物质使用模式。这项研究对比了随机抽取的患者与接受心理健康治疗的患者，结果表明，39% 正在接受心理健康治疗的患者会有一位家庭成员在"旁证 – 情景化"（circumstantial-situational）的水平上使用毒品，而相比之下，整体临床抽样群体的比例为 30%。本文作者的结论是，化学物质成瘾和由其引发的问题，如共依赖，是影响家庭的重要因素。

Sydney Walter（1986）的一篇案例研究中，描述了一位男性酗酒者的妻子将自己从丈夫的酗酒问题中分离出来的过程。

Jean Caldwell（1986）发表了与共依赖患者家庭成员一起工作，并帮助他们做好参与治疗准备的指导准则。作者强调，对酗酒者的不健康行为的挑战，只有与支持他的健康行为结合在一起，才会取得理想的效果。

Neil M. Rothberg（1986）通过研究家庭子系统的动力关系、三种家庭取向的治疗模型，以及其他相关疗法和目标，发表了以家庭系统为取向治疗酒精成瘾的一篇论文。配偶双方都助长了酗酒问，同时也都被其影响。

Gierymski 和 Williams（1986）的研究表明，如果家庭成员中有人酗酒，相比没有酒精成瘾问题的家庭，家中的妻子（或其他家庭成员）更有可能受到情绪问题的困扰，虽然他们的情绪问题的程度和形式各有不同，也没有一个与共依赖有关的清楚的实体概念出现。

泰门·塞马克（Timmen Cermark）在《精神药物期刊》（*Journal of Psychoactive Drugs*，1986）中认为，共依赖可以用《精神障碍与统计手册》（第 3 版）中混合人格障碍的标准定义解释。以《精神障碍与统计手册》（第 3 版）的风格，他提出了五个诊断标准。

　　共依赖的核心特征包括：①即使面临明显的负面后果，为了获得影响和控制自己或他人的感受和行为，依然对影响与控制能力的自尊水平持续投入。②假定了自己有满足他人需求的责任，而不承认自己的需求。③在亲密关系中和分手的情况下，表现出焦虑和边界感扭曲。④与有人格障碍特质的、毒品依赖的，以及冲动混乱特质的人发生亲密关系和情感羁绊（enmeshment）。⑤表现出（任意三种或更多的症状）激烈情绪失控、抑郁、高度警惕、强迫行为、焦虑、对否认过分依赖、物质滥用、反复身体虐待或性虐待、与心理压力有关的躯体疾病，或与一位活跃的物质滥用者保持两年以上亲密关系，而没有寻求外界帮助。

塞马克单独讨论了每一条标准，指出其与《精神障碍与统计手册》疾病间的联系（如依赖型人格障碍、边缘型人格障碍、表演型人格障碍）。搜索心理学论文库，塞马克尝试描述共依赖，并介绍了一个案例分析，表明共依赖是应该被严肃对待的疾病。

Sondra Smally（1987）讨论了在女性同性恋者中的共依赖问题，虽然这篇论文并没有直接描述共依赖是什么，但作者提出了一个聚焦于干预来访者自己的共依赖关系模式的治疗模型。

Frederich A. Prezioso（1987）讨论了在一个21～28天的住院式治疗中，灵性因素与治疗化学物质成瘾者和共依赖者的联系。作者建议，在工作人员培训、每周员工会议、患者参与的课程、小组讨论，以及家庭展示和个人治疗计划中来处理与灵性相关的问题。

为了确定针对我们称为共依赖的这类症状，（在其他标题下）研究者开展了多少研究，我们浏览检查了《心理索引词条同义词词典》（*Thesaurus of Psychological Index Terms*，1985）。这本词典中（其中包括心理学所有分支的标题，以及归于其下的心理论文摘要）不含有任何参考"共依赖"的引用。在摘要集中搜索从1983年1月至1988年9月标题中包含"依赖型（人格）"和"虐待儿童"（这两个题目与我们在此所描述的症状最接近）的文献后，我们发现很少有学者认为，被称为共依赖的症状与障碍的可识别的诊断，以及其与童年创伤的联系是值得包含在学术论文里的。

在Psych-Lit数据库中，自1983年1月至1988年9月出现的所有文献，只有一人的论文（被其他几位学者引用过）认为"依赖型（人格）"和我们在此所讨论的共依赖有类似的概念。而实际上，我们找到的所有将"依赖性"与共依赖症状联系起来的参考资料，都来自同一本书，由精神病学家卡伦·霍妮写的《神经症与人的成长》(*Neurosis and Human Growth*，1950)。她的一些对症状的见解和描述与本书的许多观点类似，但是随后的学者没有在我们指出的方向上做出发展与扩展。

霍妮将健康的成年人视为在最大程度上具有自治能力的个体，但她认为，若没有身体或情感的陪伴，以及来自他人的支持和关心，生存最终会是一个无比艰难的课题。健康地相互依赖(interdependence)让我们成长且健壮，也是让人个性得到实现的必需品。

但是神经症会让人从他人那里追求成就并寻找自己。神经症患者与他人建立的关系会变得越来越具有强迫性，并以盲目的依赖、反叛、追求卓越的形式表现出来，或索性不计代价地避免建立关系。通过这种方式，神经症患者表现出自己对他人而言的重要性。

这样的依赖常常会伴随着关系中的顽固、对自己生活责任的放弃、狭隘、抑郁、暴怒、他人未满足自己的要求时怀恨在心，轻易地牺牲自己的利益，幻想着通过他人可以帮助自己找到人生的答案。依赖可以被看作体验并与他人建立关系的一种方式，而这正是被霍妮称为"通过抹去自我来解决问题"的一种人格结构。

神经症患者认为，安全感、人生的意义以及自我概念，只能通过他人的力量和关爱来获得。因此，当他们向他人靠近到一定程度后，可能会体会到一种希望失去自我并与另一个人完全融合在一起的愿望。随后，惹人喜爱、无助、抹去自我、自降身份这些特点便在这些人身上被培养、被美化。在寻找保护者的同时，自强与自立被忽略和压抑。对自我的评价取决于惹人爱的程度；爱，特别是性欲的爱，一定能为人带来终极的满足。心理结构中安静无助的那部分从本质上被体现出来，而人的惹人爱的程度、喜欢牺牲、特别是忍耐痛苦的特质，成了换取对方全部挚爱的正当理由。

在大多数正常人身上表现出来的被爱的渴望，变成了这种神经症式的、绝望的内驱力，以及对他人的占有欲。因此霍妮选择将这一最后阶段称为抹去自我，这包括名为致病性依赖的症状。

但迄今为止，霍妮的这些关于依赖的洞见（以及之后引用她的文献）几乎是心理学论文库中唯一与我们所知的"共依赖"有所联系的观点，而后人显然没有在我们已经选择的方向上发展这些观点。

更早涉及依赖型人格模式的著作

西奥多·米隆（Theodore Million）在《心理学百科全书》（第一卷）(*Encyclopedia of Psychology*, vol. Ⅰ, 1984）中提到，

尽管关于这种人格模式（依赖型人格）的人所共知的特点已经非常普及了，但在《精神障碍诊断与统计手册》（第3版）于1980年出版前，只有一些不算深入的文献将

依赖型人格纳入正式的疾病分类中。《精神障碍诊断与统计手册》（第 3 版）将其作为一种独立且重大的心理障碍，其核心特征行为包括消极地允许他人为自己的重大生活事件负责，由缺乏自信和质疑自己独立行为能力引起的人格特点。

正如米隆指出的那样，埃米尔·克雷佩林（Emil Kraepelin）于 1913 年，在他的《精神病学》（*Psychiatrie*）一书中已经强调，这些依赖性强的病人"优柔寡断"，而且他们很容易被他人"勾引"。

卡尔·亚伯拉罕（Karl Abraham，1924）指出，他们典型的信念是："总会有一类人……会去照顾他们，给他们所需要的任何东西。"

接下来是霍妮的描述（上文已引用），虽然她从一个不同的角度对这一现象进行讨论，且没有与童年虐待联系起来，但她的洞见与我们描绘的共依赖最为接近。

之后，埃里克·弗洛姆（Erich Fromm）在他的《自我的追寻》（*Man for Himself*）一书中提出了一种与霍妮所表达的类似的人格。在讨论那些被他称为"接受性取向"的行为时，弗洛姆指出："他们依赖的不仅仅是权威，而是……任何形式的支持。他们独处时会感到迷失，因为觉得若没有外界的帮助，自己什么都做不了。"

在使用了生物社会学理论对人格类型进行推论后，西奥多·米隆在《人格障碍》（*Disorder of Personality*，1981）一书中列出了如下对依赖性人格的诊断标准：①典型的顺从且无竞争性，避免社交压力和冲突（米隆称为"追求太平的性格"）；②需要一

个强大的、抚育性的人物，而不让自己感到焦虑无助；常常做和
事佬去平息争端，并自我牺牲（"人际交往中的顺从"）；③将自己
视为软弱的、脆弱的、无用的；贬低自己的天资与能力（"不够好
的自我形象"），表现出缺乏自信；④人际交往上的困难，表现出
天真或和善的态度；去缓和令人困扰的事件（"盲目乐观的思维特
点"）；⑤倾向于沉闷的、平淡的且被动的生活方式，避免坚持自
己的观点，并拒绝自主承担责任（"自主性缺乏"）。

　　很明显，多年以前就有人观察到了被共依赖困扰的人所表现
出的症状。但很显然，在克雷佩林于 1913 年最早提出这一点后，
就很少有人跟进做出继续研究了。

　　甚至"依赖"一词都已不再得到赞同。它的含义太广了，且
不适用于心理学研究曾尝试发展的更为精准的测量工具。正如约
翰·C. 马斯特斯在《精神病学、心理学和神经病学国际百科全
书》（*International Encyclopedia of Psychiatry*, *Psychology and
Neurology*, 1977）一书中写道：

> 　　近来，由于依赖一词的含义过多，且在描述和分析
> 成年人和大于一岁孩子时效用低，避免将其作为一个整
> 体性概念使用，已成为一种趋势。

　　我认为这以足够说明，主流心理学学术界并没有将"依赖"（我
们所描述的"共依赖"），作为一种可识别的人格障碍，至少在一
般交流渠道上做出广泛研究。直到这种令人痛苦的症状群在化学

物品依赖领域成倍地浮现出来，并且任何咨询师都可以搜集到广泛的数据，而在看出这种心理障碍的广度与关联性时，主流学术界才对共依赖予以关注。但如今，共依赖被我们许多人视为社会中某个群体痛苦且普遍存在的问题。看起来，我们正处在调查这种严重人格障碍的最前线。

但这是不是一种疾病呢

共依赖是一种疾病吗？正如精神科医生泰门·塞马克在《诊断与治疗共依赖》(*Diagnosing and Treating Codependence*，1986)一书中指出："传统心理健康领域的治疗师试图单独治疗共依赖的症状，他们将来访者诊断为焦虑障碍、抑郁症状、歇斯底里人格障碍或依赖性人格障碍。"塞马克还提到：

> 一旦我们接受共依赖和其他人格障碍、如边缘型人格障碍、自恋型人格障碍、依赖性人格障碍是一样的，它便很明显地应受到同样的对待。

但是，由于用来描述共依赖的语言和诊断标准与被治疗心理障碍的专业人士广泛接受的框架不统一且没有整合在一起，所以建立其科学的有效性并将其视为一个正式的人格"疾病"而进行研究便是不可能的。在这样的研究被完成之前，主流心理学领域依然会遵守其自身规则，禁止将共依赖成作为一种疾病，而将其理解为一个专有名称。

同时，我们这些治疗共依赖的强迫性症状患者的人，并不必等待这种疾病被贴上正式疾病的标签。无论共依赖是什么，它无疑看起来和疾病一样。正如塞马克指出的："根据我们对其的了解，它至少看起来符合对疾病的正常描述（伴有可预测的、演进的、使人虚弱的、可辨别的症状）。正如当代关于共依赖的著作（如塞马克的书，几乎全部来自化学物品成瘾领域）所示，许多治疗师都很难对共依赖给出界定，而共依赖不仅出现在了化学物质成瘾治疗中心，还出现在了其他心理健康领域。

我们希望本书可以在这些对共依赖的疗愈的广泛探索中，帮助读者澄清一些议题。

致　谢

　　我希望在此向帕特·梅洛蒂所做出的贡献表示感谢,他对书中一些概念的发展起到了关键作用。他妈妈教给他一些自我保护的方法,而在我们的讨论中,这引出了书中边界感这一概念。而帕特直率地指出共依赖疾病概念中的问题,让我对这一话题有了更深入的理解。作为梅多斯治疗中心的医疗总监,帕特准许我对共依赖者进行访谈,我的想法由此逐渐成熟,并随后在梅多斯治疗中心将这些想法讲授出来。

　　我同时也要感谢上百个共依赖者同伴们,他们把自己的故事分享给我,并在我的想法还在形成过程中,尝试运用这些想法,并将他们的痛苦与成功告诉我。他们与我的合作、对我鼓励以及最终康复的迹象,都在鼓励着我在自己的旅程中前行。

　　从共依赖中康复不是一个人的事。在最艰难的时刻,当我觉得失去了所有人的支持时,我依然深深地体会到来自一种更高的力量⊖的支持,没有它我肯定会迷失方向。

皮亚·梅洛蒂

　⊖　泛指宗教信仰。——译者注

　　本书的作者们希望向这些人致以感谢：罗伊·卡莱尔，他看到本书的前景并鼓励我们将其完成；托马斯·格雷迪，他对本书结构的意见非常有价值；瓦莱丽·布洛克、阿琳·卡特、小理查德·D.格兰特、卡罗琳·赫夫曼以及凯·塞克斯顿，他们对本书早期草稿的阅读和评价帮助我们对书中的一些概念做出了进一步澄清。我们还要感谢大卫·格林，在我们讨论"背负于心的羞耻感"时，他帮助我们找到了电路理论的参考书目。由于本书最终的用词和校订是由皮亚·梅洛蒂与我们一起决定的，本书中的任何错误和令人不解之处都不应归咎于他们。

参考文献

Abraham, K. (1924) The influence of oraleroticism on character formation. *Selected papers on psychoanalysis.* London: Hogarth.

American Psychiatric Association. (1980) *Diagnostic and Statistical Manual of Mental Disorders* (3rd ed.) Washington, DC.

Caldwell, J. (1986) Preparing a family for intervention. *Journal of Psychoactive Drugs.* 18(1):57–59.

Cermak, T. L. (1986) Diagnostic criteria for codependency. *Journal of Psychoactive Drugs.* 18(1):15–20.

————. (1986) *Diagnosing and Treating Codependence.* Minneapolis, MN: Johnson Institute Books, p. 61.

Corsini, R. J. (ed.) (1984) *Encyclopedia of Psychology*, vol. 1. New York: John Wiley & Sons, p. 354.

Fromm, E. (1947) *Man for Himself.* New York: Rinehart.

Gierymski, T. and T. Williams. (1986) *Codependency. Journal of Psychoactive Drugs.* 18(1):7–13.

Horney, K. (1950) *Neurosis in Human Growth.* New York: Norton.

Kraepelin, E. (1913) *Psychiatrie* (8th Ed). Leipzig: J. Barth.

Lesater, L., N. M. Hakanson, D. M. Scott, and S. F. Henderson (1985) Identifying chemical use problems in a community clinic. *Journal of Drug Education.* 15(2):171–85.

Millon, T. (1981) *Disorders of Personality: DSM-III Axis II.* New York: Wiley-Interscience.

Prezioso, F. A. (1987) Spirituality in the recovery process. *Journal of Substance Abuse Treatment.* 4(3–4):233–38.

Rothberg, N. M. (1986) The alcoholic spouse and the dynamics of codependency. *Alcoholism-Treatment Quarterly.* 3(1):73–86.

Smalley, S. (1987) Dependency issues in lesbian relationships. *Journal of Homosexuality.* 14(1–2):125–35.

Walter, S. (1986) Putting the codependent in charge: A compression approach to an alcoholic system. *Journal of Strategic and Systems Therapies.* 5(3):1–3.

Wolman, B. B. (ed.) (1977) *The International Encyclopedia of Psychiatry, Psychology, Psychoanalysis and Neurology.* New York: Van Nostrand. 4:50.

译后记

本书的英文名为"*Facing Codependency*",直译即"直面共依赖"。"共依赖"是个有些惨不忍睹的译法,乍一看,我们并不确定是什么意思,甚至不知道是褒义或贬义。粗略地用一句话概括本书主题:源于童年"源生家庭"的创伤,会如何以及为什么会影响我们成年后的生活。"源生家庭"是近几年在公共话题平台逐渐火起来的一个外来词,来自于英文"family of origin",而"origin"有源头的意思。在当代西方心理学观念中,在童年与抚养者和兄弟姐妹的互动,是一个人的源头,无论是研究人格还是心理治疗都不能忽视这个源头。所以常见的"原生家庭"这一说法是不准确的。

本书有三个先锋之处。

第一,本书介绍并讨论了"边界感"(boundary)这一概念,及其在心理治疗中的应用。据我所知,本书作者皮亚也是使"边界感"这一概念在美国心理治疗界得到广泛运用的主要贡献者之一;而这一概念这几年在中文世界中,也逐渐流行起来,和"源生家庭"几乎出现在同一语境中,如"如何与父母保持边界感""没有边界感人都是巨婴""边界感才是最好的尊重"等。而这个文化属性很强的外来概念，将会如何本土化，结晶出新的含义呢？

第二，成年后表现出来的心理障碍或疾病多与童年经历有关，这一说法，即使是在本书出版的 1989 年的美国，也是十分具有争议性的，而大多数成年后的心理障碍与人际关系困难都被认为是"共依赖"症状的一部分。在本书作者皮亚和其他工作在心理治疗一线的工作者和研究者（包括梅洛蒂·贝蒂、克劳蒂娅·布莱克、约翰·弗莱尔和特里·凯洛格）的共同努力下，共依赖这一概念，以及其与童年创伤的联系，得到了越来越多同行的认可；直到 20 世纪 90 年代中期，美国疾病控制和预防中心与南加州的凯撒医院合作，组织了"童年逆境经历"（adverse childhood experience）这一涉及上万人的研究，在统计学意义上"坐实"了这一说法。而值得一提的是，目前由美国精神卫生委员会出版的《精神障碍诊断与统计手册（第 5 版）》（DSM-5）中，并没有过多地涉及童年创伤对人一生的影响，似乎美国心理治疗界内部对如何对待这种观念上的转变还意见不一。

作为国内在业内极有争议一位心理学工作者，武志红近期也用过一个类似的概念"共生绞杀"来形容"中国式"亲子关系。可以说，急速城市化所造成的乡土大家庭文化向都市文化的转变，使得这一概念得到了年轻人的共鸣。相比之下，在 20 世纪 80 年代，共依赖这一概念的传播，则主要源于美国社会成瘾（吸毒、酗酒等）问题的日益严重。正如作者在本书中所写到的，在与大量成瘾患者的家人接触后，治疗师逐渐在他们身上看到一种行为与情绪模式的共性，而"共依赖"正是为了描述这种共性而诞生的。

第三，作者是位于美国亚利桑那州的梅多斯治疗中心的工作人员，而她在书中介绍的理解创伤的模型便是梅多斯创伤治疗模型的基础。也就是说，她将书中的概念切切实实运用到了实践治疗中。本书在出版后，立即成为畅销书，随后大量读者慕名来到作者所工作的治疗中心接受治疗。在随后的 30 年中，梅多斯治疗中心在商业上获得了巨大的成功，如今已是世界上收费最高的治疗中心之一，很多明星政要到这里接受过治疗。而这也间接证明了，由本书作者发展出的一套治疗理念是切实有效的。

最后介绍一下本书的作者——皮亚·梅洛蒂。我在 2015～2016 年在梅多斯治疗中心实习过程中，与她有过一些短暂的接触。

正如皮亚在书中所说，她曾是一位共依赖患者，她在童年有许多严重的创伤，而本书是她在成年后，自我探索和康复后反思记录的成果。在 2015～2016 年期间，七十多岁的她每隔几个月都会来治疗中心为患者上几次课，为治疗师提供一些培训。她在梅多斯治疗中心的工作本来是个护士，而当时她也并没有心理学的教育背景，后来她机缘巧合地看到了自己与来治疗成瘾问题的患者的许多相似之处，便开始对患者进行一对一的采访。在采访中她看到了大量的共性，那便是童年的创伤经历。随后经过学习与临床经验的积累，加上她个人的康复经验，她发展出了一套针对童年创伤的疗法，即诱导后治疗（post-induction therapy）。除此之外，她还对治疗爱恋成瘾（love addiction）有一套独特的理解，详见 *Facing Love Addiction* 一书，其中文版也将于近期由机械工业出版社出版。

　　由于皮亚并没有接受传统心理学博士培训，所以建构理论与发明概念并不是她的长项；读者也会发现，她的行文比较简单，甚至单一，有些章节也缺少进一步的阐释。但同时，这也正是她的长项，她对于创伤对人的影响的理解，都是从自己身上或在临床工作中与患者的交流中获得的一手或二手经验，而非从书本中获得的三四手信息，同时她能很有效地将这些经验总结转化为略成体系的疗法，再回到治疗之中加以应用。我想这是她的疗法和梅多斯治疗中心如此成功的原因。

　　实习时，我曾与皮亚有过一些交流，聊起了一些具有"中国特色"的创伤，也曾提起过有机会希望把她的书译为中文，介绍给中国读者。后来我有机会与机械工业出版社的编辑合作，完成了翻译与校对工作，当时闲聊时的许愿也算成了真。

心灵疗愈

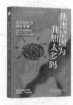

《焦虑是因为我想太多吗：元认知疗法自助手册 》
作者：[丹] 皮亚·卡列森 译者：王倩倩

英国国民健康服务体系推荐的治疗方法；高达90%的焦虑症治愈率；提供了心理学家的实用建议、研究案例和练习提示，帮你学会彻底摆脱焦虑的新方法

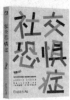

《社交恐惧症》
作者：王宇

社交恐惧症——3000万人的社交困境，到底是什么困住了你？如何面对我们内心的冲突？心理咨询师王宇结合多年咨询与治疗实践，带你走出恐惧、焦虑的深渊，迎接生命的蜕变

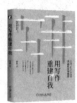

《用写作重建自我》
作者：黄鑫

中国写作治疗开创者黄鑫力作
教你手写内心，记录自己独特的历史
打破枷锁，重建自我

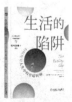

《生活的陷阱：如何应对人生中的至暗时刻》
作者：[澳] 路斯·哈里斯 译者：邓竹箐

畅销书《幸福的陷阱》作者哈里斯博士作品；基于接纳承诺疗法（ACT），在患病、失业、离婚、丧亲、重大意外等艰难时刻，帮助你处理痛苦情绪，跳出生活的陷阱，勇敢前行

《拥抱你的敏感情绪：疗愈情绪，接纳自我》
作者：[英] 伊米·洛 译者：何巧丽

你是感知力非凡的读心人
也是受情绪困扰的孤独者
学会接受自己的情绪，以独一无二的方式和世界相连

更多>>>　《走出抑郁症：一个抑郁症患者的成功自救》 作者：王宇
　　　　　《直面惊恐障碍》 作者：顾亚亮 史欣鹃
　　　　　《依赖症，再见！》 作者：[美] 皮亚·梅洛蒂 等

全 年 龄 段

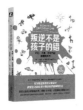

《叛逆不是孩子的错：不打、不骂、不动气的温暖教养术（原书第2版）》

作者：[美] 杰弗里·伯恩斯坦 译者：陶志琼

放弃对孩子的控制，才能获得更多的掌控权；不再强迫孩子听话。孩子才会开始听你的话，樊登读书倾力推荐，十天搞定叛逆孩子

《硅谷超级家长课：教出硅谷三女杰的TRICK教养法》

作者：[美] 埃丝特·沃西基 译者：姜帆

"硅谷教母"埃丝特·沃西基养育了三个卓越的女儿，分别是YouTube的CEO、基因公司创始人和名校教授。她的秘诀就在本书中

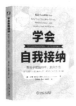

《学会自我接纳：帮孩子超越自卑，走向自信》

作者：[美] 艾琳·肯尼迪-穆尔 译者：张海龙 郭霞 张俊林

为什么我们提高孩子自信心的方法往往适得其反？
解决孩子自卑的深层次根源问题，帮助孩子形成真正的自信；
满足孩子在联结、能力和选择三个方面的心理需求；
引导孩子摆脱不健康的自我关注状态，帮助孩子提升自我接纳水平

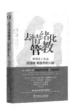

《去情绪化管教，帮助孩子养成高情商、有教养的大脑！》

作者：[美] 丹尼尔·J.西格尔 等 译者：吴蒙琦

无须和孩子产生冲突，也无须愤怒、哭泣和沮丧！用爱与尊重的方式让孩子守规矩，使孩子朝着成功和幸福的人生方向前进

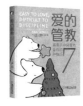

《爱的管教：将亲子冲突变为合作的7种技巧》

作者：[美] 贝基·A.贝利 译者：温旻

美国亚马逊畅销书。只有家长先学会自律，才能成功指导孩子的行为。自我控制的七种力量和由此而生的七种管教技巧，让父母和孩子共同改变。在过去15年中，成千上万的家庭因这7种力量变得更加亲密和幸福

更多>>>

《儿童教育心理学》 作者：[奥地利] 阿尔弗雷德·阿德勒 译者：杜秀敏
《我不是坏孩子，我只是压力大：帮助孩子学会调节压力、管理情绪》 作者：[加]斯图尔特·尚卡尔 等 译者：黄镇华
《如何让孩子爱上阅读》 作者：[澳] 梅根·戴利 译者：卫妮

原生家庭

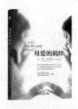

《母爱的羁绊》

作者：[美]卡瑞尔·麦克布莱德 译者：于玲娜

爱来自父母，令人悲哀的是，伤害也往往来自父母，而这爱与伤害，总会被孩子继承下来。

作者找到一个独特的角度来考察母女关系中复杂的心理状态，读来平实、温暖却又发人深省，书中列举了大量女儿们的心声，令人心生同情。在帮助读者重塑健康人生的同时，还会起到激励作用。

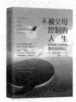

《不被父母控制的人生：如何建立边界感，重获情感独立》

作者：[美]琳赛·吉布森 译者：姜帆

已经成年的你，却有这样"情感不成熟的父母"吗？他们情绪极其不稳定，控制孩子的生活，逃避自己的责任，拒绝和疏远孩子……

本书帮助你突破父母的情感包围圈，建立边界感，重获情感独立。豆瓣8.8分高评经典作品《不成熟的父母》作者琳赛重磅新作。

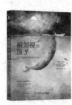

《被忽视的孩子：如何克服童年的情感忽视》

作者：[美]乔尼丝·韦布 克里斯蒂娜·穆塞洛 译者：王诗溢 李沁芸

"从小吃穿不愁、衣食无忧，我怎么就被父母给忽视了？"美国亚马逊畅销书，深度解读"童年情感忽视"的开创性作品，陪你走出情感真空，与世界重建联结。

本书运用大量案例、练习和技巧，帮助你在自己的生活中看到童年的缺失和伤痕，了解情绪的价值，陪伴你进行自我重建。

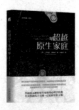

《超越原生家庭》(原书第4版)

作者：[美]罗纳德·理查森 译者：牛振宇

所以，一切都是童年的错吗？全面深入解析原生家庭的心理学经典，全美热销几十万册，已更新至第4版！

本书的目的是揭示原生家庭内部运作机制，帮助你学会应对原生家庭影响的全新方法，摆脱过去原生家庭遗留的问题，从而让你在新家庭中过得更加幸福快乐，让你的下一代更加健康地生活和成长。

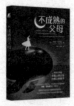

《不成熟的父母》

作者：[美]琳赛·吉布森 译者：魏宁 况辉

有些父母是生理上的父母，心理上的孩子。不成熟父母问题专家琳赛·吉布森博士提供了丰富的真实案例和实用方法，帮助童年受伤的成年人认清自己生活痛苦的源头，发现自己真实的想法和感受，重建自己的性格、关系和生活；也帮助为人父母者审视自己的教养方法，学做更加成熟的家长，给孩子健康快乐的成长环境。

更多>>>

《拥抱你的内在小孩（珍藏版）》 作者：[美]罗西·马奇-史密斯
《性格的陷阱：如何修补童年形成的性格缺陷》 作者：[美]杰弗里·E.杨 珍妮特·S.克罗斯科
《为什么家庭会生病》 作者：陈发展